디앤디(D&D)를 식사로

1형 당뇨 완치

당뇨병을 이겨낸
사람들의 이야기

초판 1쇄 발행 2020년 8월 15일

지 은 이 이삼구
발 행 인 권선복
디 자 인 김소영
편   집 유수정
전 자 책 서보미
발 행 처 도서출판 행복에너지
출판등록 제315-2011-000035호
주   소 (157-010) 서울특별시 강서구 화곡로 232
전   화 0505-613-6133
팩   스 0303-0799-1560
홈페이지 www.happybook.or.kr
이 메 일 ksbdata@daum.net

값 22,000원

ISBN 979-11-5602-832-1 (13510)

Copyright ⓒ 이삼구, 2020

도서출판 행복에너지는 독자 여러분의 아이디어와 원고 투고를 기다립니다. 책으로 만들기를
원하는 콘텐츠가 있으신 분은 이메일이나 홈페이지를 통해 간단한 기획서와 기획의도, 연락처
등을 보내주십시오. 행복에너지의 문은 언제나 활짝 열려 있습니다.

디앤디(D&D)를 식사로

1형 당뇨 완치
당뇨병을 이겨낸 사람들의 이야기

이삼구 박사 지음

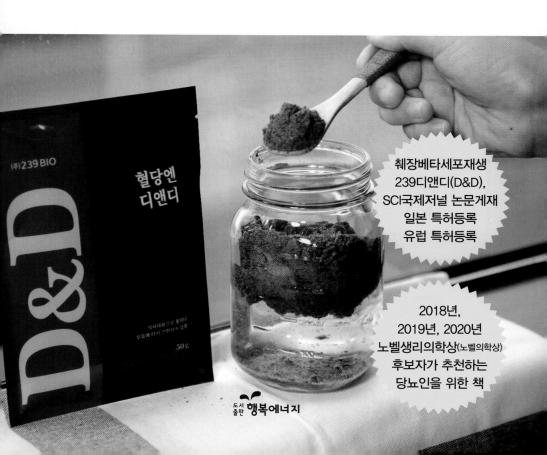

췌장베타세포재생
239디앤디(D&D),
SCI국제저널 논문게재
일본 특허등록
유럽 특허등록

2018년,
2019년, 2020년
노벨생리의학상(노벨의학상)
후보자가 추천하는
당뇨인을 위한 책

도서
출판 행복에너지

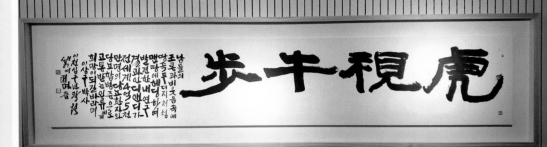

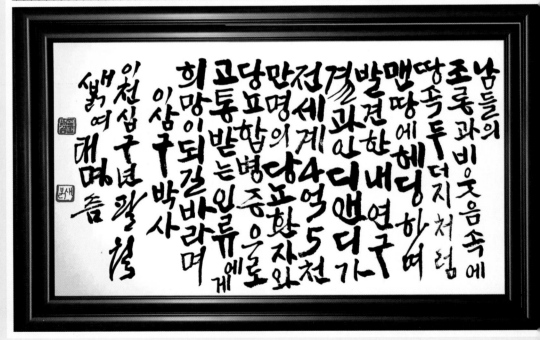

'호시우보'의 자세로 연구한 D&D, 인류에게 희망이 되기를 바라며, 이삼구 박사

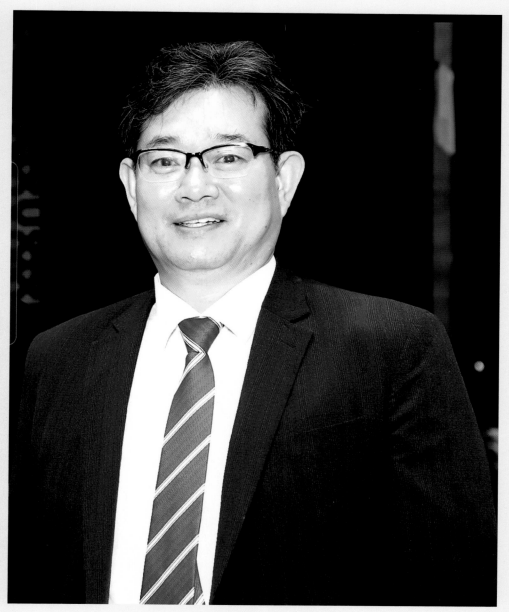

D&D 발명자 / 특허권자 이삼구 박사

혈당엔 디앤디

(주)239 BIO

D&D

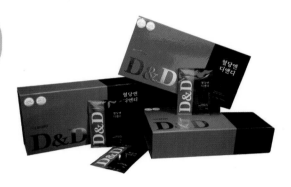

혈당엔 디앤디(D&D)로 건강한 혈당!

'혈당엔 디앤디'는 *식후 혈당 상승 억제*에 도움을 줄 수 있는 건강기능식품입니다

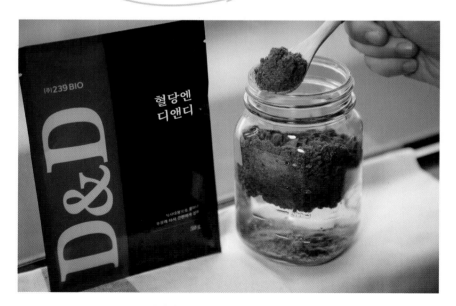

"혈당엔 디앤디" 표시광고 사전심의필

목 차

1. 파괴된 췌장베타세포재생 연구와 성과

2. 239바이오 D&D 복용으로 당뇨완치를 열며

1형 당뇨완치의 길을 열며…

1. Prof. Jaakko Tuomilehto(야코 투오밀레흐토 교수)

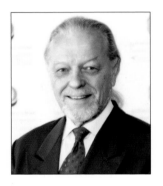

· 핀란드 헬싱키 의과대학
(Faculty of Medicine, Univ. of Helsinki,
Finland)
· 전문분야: 당뇨/치매/심혈관/전염병학/
공중보건(Diabetes/Dimentia/
Cardiovascular/Epidemiology/
Public Health)
· 수상: '18년, '19년, '20년 노벨생리의학상(노벨의학상) 후보
· 업적: 논문 1,700편, 논문피인용지수 : 370,000(세계 1위), H-index : 175

D&D product is highly interesting since it may offer a completely new way to prevent and even cure diabetes. In the first study that was carried out to elucidate the antidiabetic effects of D&D

using a streptozotocin(STZ)-induced diabetic rats(commonly used model for type 1 diabetes) the results were very promising. Administration of the insect powder, D&D significantly rescued insulin and C-peptide(sensitive diabetes markers) in STZ-treated rats. Improved glucose tolerance test and insulin tolerance test results were also observed, indicating that D&D exerts antidiabetic effects. The results suggest that D&D contributes to the maintenance of pancreatic β-cell function evidenced by pancreas morphology in post-mortem examination, thus reversing a diabetic process through the against cell death and anabolic metabolism.

The next step needed is to proceed with human experiments in both type 1 and 2 patients to re-confirm results obtained from the animal model. If human studies show that pancreatic β-cell function can be restored, it will open a new approach for the management of diabetes dramatically. Until today, glucose-lowering medications have been symptomatic and are not correcting the initial reason behind diabetes, i.e. loss of pancreatic β-cell function. Therefore, we are eagerly waiting for further findings from experiments with the use of D&D.

디앤디(D&D)는 당뇨를 예방하고 치료할 수 있는 완벽하게 새로운 길을 열 수 있어 매우 흥미롭습니다. 스트렙토조토신(STZ)으로 유도된 당뇨쥐(흔히 1형 당뇨에 사용되는 모델)를 이용한 디앤디(D&D)의 항당뇨효과를 밝히기 위한 연구에서 연구결과들은 매우 탁월했습니다. 식용곤충 분말인 D&D는 STZ로 처리된 쥐에서 당뇨병의 민감한 표지자인 인슐린 분비량과 C-peptide를 현저하게 개선했습니다. 또한, 당내성검사(GTT)와 인슐린내성검사(ITT) 혈당이 개선되었는데, 이것은 D&D가 항당뇨효과에 영향을 끼침을 보여줍니다. D&D는 사후부검 췌장형태에서 증명된 췌장베타세포 기능의 재생에 기여하고 있음을 의미하고, 이것은 바로 항세포사멸 및 동화작용물질대사를 통한 당뇨과정을 뒤바꾸게 됨을 보여줍니다.

D&D에 필요한 다음 단계는 동물모델에서 얻어진 연구결과들을 재확인하기 위해 1형 당뇨환자와 2형 당뇨환자를 대상으로 인체실험을 추진하는 것입니다. (※ **이미 120여 명의 1형 당뇨와 2형 당뇨환자를 대상으로 연구결과를 확보함**) 만약에 인체실험에서 췌장베타세포 기능이 회복되는 것이 확인된다면, 당뇨치료에 대한 새로운 장을 드라마틱하게 열게 될 것입니다. 현재까지 혈당을 낮추는 치료법들은 환자의 증상에 따라 대처하는 치료법이지 당뇨병 뒤에 숨겨진, 예를 들어, 췌장베타세포 기능 상실과 같은 초기 원인을 치료하지 못했기 때문입니다. 따라서, D&D를 이용한 연구사례들로부터 더 많은 발견을 간절히 기다리고 있습니다.

2. Dr Rajesh Jain(라제시 잰 의사)

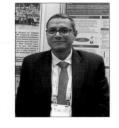

· 인도 잰 병원(Jain Hospital, India) 원장
· 경력: 덴마크 세계당뇨재단(World Diabetes Foundation,
  Denmark)/세계보건기구(WHO) 의료자문관
  (Medical Officer, World Health Organization)
· 전문분야: 당뇨/임신성당뇨/비만(Diabetes/Gestational Diabetes Mellitus/Obesity)

Efficacy of D&D in type 2 Diabetes Chronic Patients

D&D is highly effective in my Patients on Type 2 diabetes Mellitus.

In My Five Patients I have found average decrease of Blood sugar Post Prandial from 40-80 mg/dl in two weeks period in patients who have more than 250 mg/dl Post Prandial. One of patient Insulin dose mixtard 30/70 decreased from 42 units to 12 unit/24 hour, after 2 weeks of ingestion of 40 gram of D&D powder once as evening meal.

This Nutritional supplement has great promise for Diabetes patient not only to control their blood sugar but also weight reduction seen in these patients with more favourable metabolic parametres like blood pressure, less chances of hypoglycemia and improvement in Quality of life(more energy level). In future this can be game changer for improve complication of diabetes like retinopthay, diabetes foot, cardiovascular cv death and renal function.

As it has been shown in human subject to increase c peptide level, it has role in chronic patients where endogenous insulin is very low and if it can help by regeneration of B cells naturally. Last it may also help by increasing GLP 1 and GIP hormones of intestine and thus creating DPP inhibition and and increases insulin level.

만성 2형 당뇨병 환자의 D&D 효능

디앤디(D&D)는 2형 당뇨인 제 환자들에게 대단히 효과적이었습니다. 5명의 환자들 중에서, 식후 평균혈당이 250mg/㎗ 이상이었던 사람들이 2주 만에 혈당이 40~80mg/㎗ 감소하였습니다. 환자 중 한명은 인슐린 Mixtard 70/30의 주입량이 42단위에서 12단위로 감소하였는데, 이는 D&D를 하루 한번 저녁식사로 40g을 2주간 먹은 후에 일어난 일입니다.

이 영양보조제는 당뇨환자들에게 혈당조절뿐만 아니라 체중감소에도 대단한 장래성을 갖게 됩니다. 이들 환자들에게서 혈압이나 저혈당 발현 감소 및 삶의 질 향상과 같은 보다 좋은 신진대사 인자들이 관찰됩니다. 향후, 이 디앤디(D&D)는 당뇨병성망막증, 당뇨병성신경병증, 심혈관계질환 사망과 신장기능과 같은 당뇨합병증을 개선하는 게임체인져가 될 수 있겠습니다.

인체에서 C-peptide 수치를 높이는 것으로 나타나는 것처럼, 내인성 인슐린 양이 매우 낮은데 자연스레 췌장베타세포를 재생시킬 수 있다면 만성 당뇨환자들에게 의미를 갖게 됩니다. 끝으로 장내에서 GLP 1과 GIP 호르몬을 증가시켜 DPP를 억제해서 인슐린양을 증가시키는 데 도움을 줄 수 있습니다.

3. Dr Ashish Dengra(아쉬쉬 뎅그라 의사)

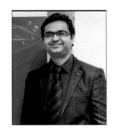

· 인도 자발푸르병원장/마히 당뇨갑상선 연구센터장

(Jabalpur Hospital, Diabetes&Thyroid Research Center,

India)

· 전문분야: 당뇨/임신성당뇨/갑상선비만

(Diabetes/Gestational Diabetes Mellitus/Thyroid/Obesity)

Efficacy of D&D in type 1 Diabetes Patients

D&D is effective in Type 1 Diabetes Patients. In my 7 Patients we have given them D&D as replacement of meal in Type 1 DM patients in 5 patients sugars came down by average 70-80mg in postprandial state. The D&D, a Nutrtional Supplement have shown a great & safe future to control Type 1 DM Patients. D&D has shown reduction in Insulin dosages in Type 1 DM patients. In future studies, it can show regeneration of Beta Cells in Type 1 DM patients.

1형 당뇨환자의 D&D효능

D&D는 1형 당뇨환자들에게 효과적이었습니다. 1형 당뇨 7명의 환자들에게 D&D를 식사대용으로 복용하게 했는데, 그중 5명의 1형 당뇨 환자들에게서 식후 2시간 혈당이 평균 70~80mg/㎗ 감소하였습니다. 영양보조제인 D&D는 1형 당뇨환자들의 혈당을 제어하는 데 놀랍고도 안전하다는 것을 보여주었고, D&D는 1형 당뇨환자들의 인슐린주사량을 감소시키는 것으로 나타났습니다. 향후 연구에서 디앤디는 1형 당뇨환자들의 췌장베타세포재생을 보여줄 것입니다.

4. Dr Faraz Farishta(파라즈 파리쉬타 의사/교수)

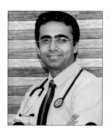

· 인도 하이데라바드 병원장(Hyderabad, India)
· 전문분야: 내분비(Endocrinologist)당뇨(Diabetes)
　　　　　/비만(Obesity)

Diabetes mellitus continues to result in substantial morbidity and mortality despite receiving much attention from health care providers.

The glucose lowering effect of D&D is an excellent in terms of Hba1c reduction according to the publication made in sci journal. There have been reviews on this product, all of them giving positive feed back on how they feel about D&D from the studies published on it. I congratulate Dr Sam-Goo, Lee for the excellent work and success in his mission of finding cure for type 1 dm patients.

당뇨병은 의료인들로부터 많은 관심을 받음에도 불구하고 많은 질병과 사망을 가져오고 있습니다. D&D의 혈당강하 효과는 SCI 국제저널에 발표된 바에 의하면 당화혈색소 감소에 탁월함을 보여 줍니다. D&D에 대한 평들이 많이 있는데, 논문에서 밝혀진 D&D에 대하여 긍정적인 반응을 보여 주고 있습니다. 저는 이삼구 박사님이 1형 당뇨환자들의 치료책을 찾는 일에 대한 훌륭한 성과와 성공을 축하 드립니다.

5. 최광성 교수(의사/전문의/교수)

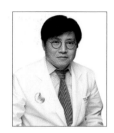

· 인하대학교병원 피부과
· 전문분야: 피부/탈모/모발이식
· EBS명의/대한모발학회 회장

    이삼구 D&D를 복용한 많은 당뇨환자에게서 당뇨증상이 극적으로 개선되거나 완치된 많은 사례는 현재 당뇨로 고생하는 환자분에게 큰 희망을 주는 반가운 소식이라 생각합니다. 이러한 환자들의 치료사례에 근거해서 좀 더 많은 사람에 대한 임상시험이 빨리 이루어져 되도록 빨리 당뇨환자 치료에 큰 기여를 할 수 있게 되기를 기원합니다. 다시 한번 이삼구 박사의 열정과 헌신에 박수를 보냅니다.

6. 최정원 박사(한의학박사)

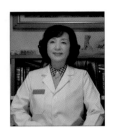

· 유투브 허준할매 건강TV 진행
· 유투브 30만 구독자

(주)239바이오 대표이사이신 이삼구 박사님이 세계의학계를 깜짝 놀라게 하였습니다.

당뇨 치료 물질 연구의 패러다임을 '이삼구 D&D'가 바꿔 놓게 되었습니다. 국제당뇨병연맹(IDF)의 당뇨병 백서 'IDF DIABETES ATLAS 제9판'에 의하면, 2019년 전 세계 당뇨병 환자는 4억 6,300만 명에 이른다고 합니다. 그러나 현대의학은 놀라운 발전에도 불구하고, 당뇨병을 완치시킬 수 있는 약을 개발하지 못하고 있었습니다.

그런데 디앤디(D&D)는 세계최초로 "췌장베타세포"를 재생하여 당뇨 완치가 가능함을 과학적으로 증명하였습니다. 이는 철저한 의학적 기반과 전임상 결과를 바탕으로 하였으며, 실제 당뇨관련 혈액검사 지표의 확인으로 효과를 증명하였습니다. 파괴된 췌장의 베타세포는 10%만 재생시켜도 놀라운 결과인데, 단 4주 만에 70% 이상 재생 시키는 물질을 연구해 내는 쾌거를 이룬 것입니다. 제1형 당뇨병은 물론, 제2형 당뇨환자들까지 인슐린 투여를 중단하게 되는 사례가 속출하고 있습니다.

저 또한 천연물 및 한약재를 기반으로 하는 효능 물질을 연구하는 한의학박사로서, 이삼구 박사님의 천연물 소재 연구 성과에 대해 존경을 표합니다. 이 귀한 책 한 권이 우리나라는 물론 전세계 당뇨로 고통받는 환자들께 희망과 기쁨의 메시지가 되리라 확신합니다.

7. 박원 원장(의사/외과 전문의)

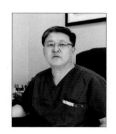

· 건강제일의원

　심한 당뇨와 면역기능 저하에 따른 급성 신우신염으로 중환자실에서 생사의 고비를 넘긴 어머니를 옆에서 지켜보는 것은 너무도 안타까웠습니다. 하늘의 도움으로 다시 깨어나긴 했지만 떨어진 기력과 심한 당뇨로 인한 체력고갈은 매일 반복되는 수액 치료로 어렵게 연명해 가고 있었습니다. D&D 투여 후의사로서도 믿기 힘든 결과가 나타났습니다. 당이 조절되면서 어렵게 유지하던 어머니의 체력이 회복되고 수액 치료를 중단할 수 있었으며, 놀랍게도 예전같이 사회활동이 가능하게 된 것입니다. D&D 투여 후 1형 당뇨에서 인슐린 투여를 중단하게 되는 많은 놀라운 사례들을 보면 당사자들에게는 삶의 기적이 아닐 수 없고, 치매, 불임, 면역기능 저하에서도 놀라운 효과를 보이고 있음을 알 수 있습니다.

　인류의 건강에 기여하는 (주)239바이오의 멋진 발전을 기대합니다.

8. 손재롱 원장(의사/응급의학과 전문의)

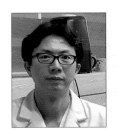

· 손사랑연합의원

    만성간질환이나 당뇨병 같은 기저질환을 가진 사람은 최근 코로나 바이러스 같은 감염성질환에 더 취약합니다.

    (주)239바이오 대표이사이신 이삼구 박사님께서 수많은 시간 각고의 노력과 연구로 개발하신 디앤디(D&D)는 세계최초로 췌장베타세포를 재생하여 당뇨 완치가 가능함을 과학적으로 증명하였고, 실제로도 당뇨환자에게 적용하여 놀랄만한 혈당강하효과를 보여 주는 임상증례가 갈수록 늘어나고 있습니다.

    실제 당뇨관련 혈액검사 지표의 확인으로 디앤디의 당뇨 치료 효과를 증명하고 있어 실로 놀라지 않을 수 없습니다.

    앞으로는 당뇨치료 하면 많은 사람들이 디앤디를 떠올리는 날이 멀지 않을 것이라 생각하며 한국의 위상 또한 드높일 수 있을 거라 확신합니다.

9. 홍진오 원장(의사/재활의학과 전문의)

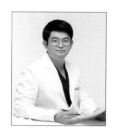

· 연세편한재활의학과

　완치가 아닌 '관리하는 병'이라는 당뇨병에 대한 설명이 이제는 바뀌어야 할 것 같습니다. 오랜 세월 한 물질에 대해서만 끈질기게 연구한 이삼구 박사의 개발물질이 드디어 빛을 보게 되었습니다. 이삼구 박사의 특허물질은 췌장의 베타세포를 파괴시킨 뒤 단 4주 만에 당뇨병을 획기적으로 개선할 수 있는 D&D 효능평가 전임상 결과를 바탕으로 하며 이는 2형 당뇨병을 기본으로 개선하고, 파괴된 췌장베타세포를 재생할 수 있다는 획기적인 연구 성과도 발표한 바 있습니다. 이 책을 만난 이후에 당뇨병 환자분들의 삶이 달라질 수 있었으면 좋겠습니다.

10. 정회창 원장(의사/마취통증의학과 전문의)

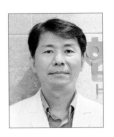

· 한빛통증의학과의원

　현대 사회에 사는 우리들에게 가장 힘들게 하는 수많은 질병 중에는 만성 질환이 있고 그중 삶의 질뿐 아니라 목숨까지 위협하는 것이 바로 당뇨병입니다. 아시다시피 주변에 많이 볼 수 있는 당뇨병으로 생활 습관병이라고도 하는 2형 당뇨병이 있고 췌장세포 자체의 문제로 인한 발생하는 1형 당뇨병이 있는데 이 중 1형 당뇨병은 어린 나이에 생겨 평생을 고통스럽게 하는 것으로 의학계의 큰 숙제로 남아 있는 병입니다. 췌장세포의 파괴 원인을 깊게 들어가면 몇가지 원인이 있겠지만 결국 확진이 되면 처음부터 인슐린 요법을 거의 평생 해야 하는 상황이라 젊은 나이에 이런 병이 생기면 본인 자신은 물론 이거니와 가족까지 정신적으로 육체적으로 고통을 주게 됩니다.

　이러한 질병에 작은 불씨나마 희망을 주는 물질 디앤디(D&D)는 이삼구 박사님께서 직접 수많은 시행착오와 힘겨운 연구 끝에 발견해 낸 것입니다. 철저한 의학적 기반과 꾸준한 임상 실험을 통해 수많은 환자들의 희망을 주고 계시는 이삼구 박사님께 깊은 존경과 노고에 감사드리며 이번 책 출판을 통해 당뇨병으로 고통을 받는 많은 분들에게 희망과 기쁨을 전해지리라 믿습니다.

11. 이재훈 원장(의사/마취통증의학과 전문의)

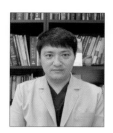

· 혁신마취통증의원

　　당뇨로 고생하는 전 세계인들에게 이 얼마나 축복되고 기쁜 소식이 아니겠는
지요. 이렇게 귀한 일을 계획하고 연구하고 실행해 나가는 이 박사님의 노고에
박수를 보내드리며 이번 책 출간을 진심으로 축하드리며 이 책을 통해 당뇨로
고통받는 환자와 가족 모두에게 희망의 메시지가 되셨으면 합니다.

　　고생많으셨습니다.

　　그리고 다시 한번 놀라운 업적을 이룬 노고에 진심으로 축하드립니다.

12. 우종원 원장(의사/가정의학과 전문의)

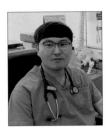

· 마디가정의학과의원

이삼구 박사님을 처음 알게 된 것은 친한 형님의 소개를 통해서였습니다.

처음엔 다소 황당하고 말도 안되는 일이라 생각했던 것들이 과학적 근거로 입증되면서 하나하나 좋은 결실을 맺고 책까지 출판되게 되어 한없이 기쁘고 감사합니다.

많은 분들이 이 책을 통해 유익한 정보를 얻고 질병의 고통으로부터 벗어나기를 기도합니다.

13. 박지훈 원장(의사/마취통증의학과 전문의)

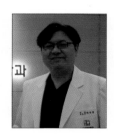

· 믿음통증의학과의원

　　의과대학 시절부터 의사면허를 취득하고도 당뇨, 고혈압 같은 질병은 완치는 되지 않고 평생 조절하며 살아야 한다고 익히 들어 왔고, 이에 대해 어떠한 의심도 없었습니다. 하지만 디앤디(D&D)를 복용하면서 췌장베타세포의 재생이 이뤄지고 이를 통해 1형 당뇨병이 치료가 된다는 사실을 접했고, 실제 환자분들의 당화혈색소, 인슐린검사 수치를 눈으로 보고도 믿기지 않았습니다. 하지만 현실은 치유가 되어 가고 있고 더군다나 기간조차 길지 않았습니다. 매일 맞아야 하는 인슐린 주사치료에서 벗어날 수 있다는 것과 당뇨로 인한 합병증을 피할수 있다는 점은 환자들에게 기쁨이자 현대의학에서 불치병, 난치병에 대한 혁신이고 기적이라 할 수 있습니다.

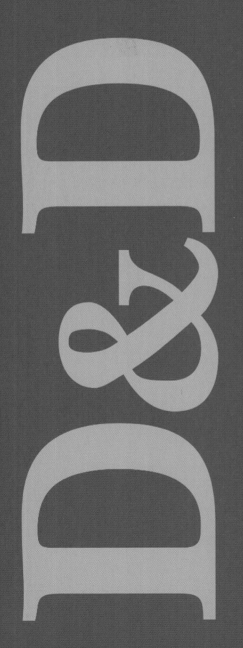

(주)239 BIO

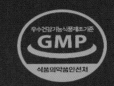

식후 혈당상승 억제에 도움을 줄 수 있는

혈당엔
디앤디

따뜻한 물이나 우유에 타서
간편하게 섭취

1장

파괴된
췌장베타세포재생
연구와 성과

1형 당뇨 완치를 위한
239 D&D 연구 배경

• 평생 인슐린주사를 맞으며 살아야 한다는 1형 당뇨

한창 커 가는 3세~20세의 나이에 쉽게 피로해지거나, 갑자기 물을 많이 마시게 된다거나, 갑자기 살이 5~10kg 빠지게 되거나, 밥 먹고 뒤 돌아서자마자 밥 좀 더 달라는 아이들. 어느 날 의식이 희미해지거나 혼수상태 정도가 되어 병원에 데려가면 케톤체Ketone body가 3⁺~4⁺정도 수치가 나오고, 당뇨병성 케톤산증인 DKADiabetic Ketoacidosis로 1형 당뇨Type 1 Diabetes Mellitus, T1DM 판정을 받는 아이들.

이들의 공통점은 췌장베타세포Pancreatic Beta Cell의 파괴정도를 나타내 주는 씨펩타이드C-Peptide 수치가 0.01 이하 또는 0.1~0.6 정도로 나온다는 것입니다. 특히 2형 당뇨와는 달리 당뇨관련 자가항체들인 섬세포 자가항체Islet Cell Cytoplasmic Autoantibodies, ICA가 양성

Positive을 나타내거나 인슐린 자가항체Insulin Autoantibodies, IAA와 대표적인 자가면역학적 표지자를 나타내는 글루탐산 디카복실라제 자가항체Glutamic Acid Decarboxylase antibody, GAD ab가 0.7을 넘어 20~120까지 높은 수치를 나타냅니다.

또한 당화혈색소HbA1c는 보통 11~18까지 치솟으며, 때론 남녀노소 차이 없이 갑상선 호르몬 수치Free T4, T3와 갑상선 자극 호르몬인 TSHThyroid Stimulating Hormone수치의 비정상화, 갑상선 글로블린 항체검사인 Anti-TG ab의 수치 상승, 항 마이크로솜항체인 Anti-TPO abAnti-Thyroid Microsomal ab수치가 400~600의 양성을 보이거나, 응급실에서 혈당이 400~600을 넘나드는 상태로 마른하늘에 날벼락같은 당뇨 판정을 받고 하늘이 무너져 내리는 가슴 아픈 병이 1형 당뇨입니다.

"1형 당뇨는 평생 인슐린주사를 맞으며 살아야 한다."는 담당주치의 소견에 부모들은 절망하고 어찌할 바를 모르는 상태로 안타까움에 하루하루를 눈물로 지새우게 됩니다. 현대의학계의 난제인 '파괴된 췌장베타세포재생'은 인슐린주사제가 발명된 지 100여 년이 지난 지금까지도 해결되지 않은 상황입니다. 한마디로 한 번 파괴된 췌장베타세포는 재생 불가였습니다.

▪ 디앤디(D&D)연구가 완성되기까지

그러나 디앤디D&D는 이미 과학적으로 기전분석을 완료하여 인체에는 부작용 없이 파괴된 췌장베타세포를 재생시키고 있음을 의학적으로 입증하였으니 당뇨 환자들에게는 큰 희망이 될 것입니다.

이러한 배경에는 저의 3년간 국제표준특허 제정과 개정을 위한 166개국 회원국의 국제표준화기구ISO, International Orgarnization for Standardization 한국대표로서의 경험이 있었고, 유엔식량농업기구 FAO, Food and Agriculture Organization of the United Nations의 식용곤충분야 Stakeholder로 전 세계 연구기관과 산업계, 학계의 동향을 파악할 수 있는 위치에 있었기에 가능한 일이었습니다. 국제적인 활동 중에 국제표준화기구ISO, 세계보건기구WHO 및 유엔식량농업기구 FAO들은 장차 닥쳐올 국제식량 위기와 국제적 기후변화대응 실패로 인간이 지구에서 살아남고, 향후 90억 명의 인류가 먹고 살 수 있는 식량증산을 위해 대체단백질과 그 최적 해결책을 찾아야만 하는 게 총회의 이슈였습니다.

지난 10여 년간 대체단백질 관련연구를 심도 있게 추진해 왔고, 후보물질로부터 인체적 유효기능성을 하나하나 찾아내 왔습니다. 그 과정에는 '숙취해소Hangover Solution'를 시작으로 '간기능Liver Function', '신장기능Kidney Function', '발모와 탈모 예방Hair Growth and Hair Loss Prevention', '남성갱년기Andropause', '산화질소NitricOxide', '심혈관Cardiovascular', '당뇨Diabetes', '피부미백과 보습Cosmetics', '남성불임

MaleInfertility', '항비만Anti-Obesity', '알츠하이머 치매Alzheimer Dementia' 에 이르기까지 다양한 연구가 있었습니다.

• 미지의 세계에 대한 호기심

의대교수도 아니고 의사도 아니며 심지어 의학공부는 단 한 줄도 배워본 적 없던 내가 어떻게 이런 일들이 가능했을까 많이들 궁금해하실 것입니다. 어찌 보면 제 인생에서 가장 보람되고 흥미로웠던 10여 년의 시간들. 그 궁금증에 대한 답은 '미지의 세계에 빠져드는 듯한 호기심?', '아무도 가보지 않은 산속 숲길을 헤쳐가며 한 발 한 발 나아가는 가슴 쿵쾅거리는 묘한 스릴?', '편견과 오만함에서 깨어나지 못해 아무것도 모르면서 알려고 하지 않고 무시해 버린 자연미물에 대한 경외심?' 정도가 될 것 같습니다.

이 연구와 함께하면서 때론 풀리지 않았던 큰 무언가를 해결하고 싱글벙글 웃다가 정신차려 보면 꿈이었고, 기쁨 속에 깨어났지만 눈을 떠보니 내 앞을 가로막고 있는 현실은 초라한 내 모습뿐이기도 했습니다. 풀리지 않는 넌센스 같은, 아니 솔직히 말하자면 내가 가는 길이 당췌 어디가 끝인지도 모르고 가고 있었기 때문에 답답하고 갑갑한 상태로 정신적으로 고달프고 좌절하기도 했었지요. 이 연구과정에 다수의 사람들이 뒤에서 조롱하고 비아냥거리는 소리쯤은 막걸리 한 주전자에 탈탈 털어버려야 했고, 징그럽고 흉측스런 벌레로 머리가 나게 한다거나 간암환자를 좋게 한다는 둥,

"뭐가 어째? 이젠 당뇨를 고친다고?" 식으로 빈정대거나 사기를 친다고 하는 사람들의 삐딱한 시선쯤은 그러든가 말든가 감내해야만 했었습니다.

• 동네 구멍가게 수준의 것을 가지고 뭔 당뇨를 연구한다는 거요?

한 번은 머리 끝까지 화가 난 적이 있었습니다. 연구 초반에 사비털어 하다 보니 더 이상 돈 나올 곳은 없고, 말 그대로 손가락만 빨던 시절, 연구비를 지원해 줄 수 있으니 지원해 보라는 권유를 받았었지요.

가뭄에 단비 같은 소식이라 생각하고 PPT를 준비하여 심사장에 갔더니 7~8명의 심사위원이 있었습니다. 주어진 시간 동안에 발표를 마치자 느닷없이 퀭한 목소리와 특유의 톤으로 질문이 들어왔습니다. 아니 질문이 아니라 그냥 맹폭의 시간이 주어졌다는 말이 맞겠네요. "아니, 이걸 가지고 우리한테 뭘 심사하란거야(예요)?" 삐딱하게 앉은 자세로 안하무인격의 말투였습니다. 이어서 또 "말도 안되는 걸 가지고!" 갑자기 나 자신 멍해진 사이 또다시 돌직구. "동네 구멍가게 수준의 것을 가지고 뭔, 당뇨를 한다는거요?"

목구멍까지 끓어오르는 한마디를 꾹 눌러 참았습니다. 서너 명의 동조하는 듯한 표정과 웅성임이 선명히 내 눈에 들어왔습니다. 그들 눈에는 제가 발표한 자료들이 '동네 구멍가게 수준'이었나 봅니다. 내 시간, 내 모든 것이 '동네 구멍가게 수준'으로 매도당하고 부정당한 그날을 난 아직도 잊지 못합니다. 난 그날 밤 막걸리 한

주전자에 아주 긴 밤을 보냈었지요.

하지만 그들이 우습게 얕보고 연구자인 나를 비참하게 만들었던 '동네 구멍가게 수준'의 이것이 바로 현대의학계 난제인 '파괴된 췌장베타세포재생'을 과학적으로 입증하고 인슐린역사 100여 년만에 1형 당뇨도 평생 주사를 맞지 않고 살아도 된다는 희망을 안겨준 디앤디D&D였습니다. 디앤디D&D가 세계 최초로 파괴된 췌장베타세포를 재생시켜 국제인증기관에서 과학적으로 기전을 밝혔고, 항 당뇨에 대한 바이오마커를 분석하여 국내외적으로 인정을 받았으니 속 시원하게 통쾌한 복수를 한 셈이지요.

국제당뇨학회에 초청되어 발표할 때마다 빼놓지 않고 우스갯소리로 "이 정도는 한국에서 '동네 구멍가게 수준'입니다."라고 말하면 모두가 하나같이 한마음으로 웃게 됩니다. 어찌 '동네 구멍가게 수준의 연구'라는데 2018년~2020년 노벨생리의학상 후보와 국제적 명성을 날리는 당뇨학계 전문가들이 엄지 척Thumbs-up을 한단 말인가요? 우리나라 대단한 나라임에 틀림없습니다.

• 췌장베타세포재생 디앤디(D&D), 국내 · 외 발표

디앤디D&D의 연구결과는 2018년 8월 대한민국 국회 보건복지위원회 주최 정책세미나에서 처음 발표되었습니다. 이때 국회 보건복지위원회 위원장, 국회 보건복지위원회 의원님들, 식약처장님과 식약처차장님을 비롯해서 여러대학교 교수님들과 의과대학 교수님들의 축하와 격려를 받았습니다. 그리고 주요 언론사 논설위원과 보건·의료전문 기자님들. 국회방송, KBS, YTN, 연합뉴스 등 주요언론사를 포함해 약 70여 언론사에서 주목을 받았습니다.

그러나 국내 현실은 디앤디D&D의 과학적 사실을 인정하기보단 거대자본의 다국적 제약사도 아닌 한국의 이름도 없는 신생 스타트업 벤처회사에서 어떻게 이런 일을! 이라며 무척 회의적인 반응이었습니다. 그래서 '아, 이래선 안되겠구나.' 생각을 했지요. '안되겠다. 나가야겠다, 해외로!' 그래서 국제당뇨학회에 눈을 돌려 발표를 시작하게 됩니다. 어찌 생각하면, 이런 배짱들은 유엔기구활동을 통해 습득된 다국적간 협력회의를 진행해 본 경험에서 비롯되었다 생각합니다. 다만 현대의학계 난제를 해결하고도 외면당하는 국내 현실이 너무도 속상했고 야속했습니다. 그저 하나둘 완치되어 가는 1형 당뇨환자들의 의료진단 결과치를 볼 때마다 큰 위로가 되었던 시간이었습니다.

• 노벨생리의학상(노벨의학상) 후보자의 디앤디(D&D)팀 합류

이 발표를 시작으로 2018년, 2019년 국내외 의학계에 초청되어 "파괴된 췌장베타세포재생, D&D"라는 발제를 시작으로 국제적인 주목을 받게 되었지요. 특히 헬싱키 국제당뇨학회에서 처음 본 노신사(학회장)가 제 발표를 듣더니 자진해서 D&D팀에 합류하고,

향후 적극적인 국제네트워크와 함께 환자대상 임상까지 도움을 주시겠노라 약속을 하셨지요.

그분이 바로 이 책에도 추천사를 쓰신 핀란드 헬싱키 의과대학 야코 투오밀레흐토Prof. Jakko Tuomilehto 교수님이셨습니다. 이분은 논문 1,700편 이상, 피인용지수 370,000회, H-index 175, 당뇨/치매/심혈관/전염병학/공중보건분야 피인용지수 세계 1위이자 3년 연속 노벨생리의학상(노벨의학상) 후보이신 분이었습니다.

사실 저는 그때, 이 야코 교수가 세계적으로 얼마나 저명한지도, 노벨의학상 후보이신지도 모르는 상태였습니다. 함께 참여한 해외 당뇨전문가들이 '이삼구 박사 행운아'라고 귓속말로 말해줘서 알게 됐습니다. 그때서야 이분의 국제적 명성을 알게 된 셈이니 난 참 복도 많다는 걸 느꼈고 국내와는 다르게 해외에선 이렇듯 뿌듯했었습니다.

▪ 이봐, 해봤어?

전 세계 5억 명의 당뇨환자들에게 희망이 될 디앤디D&D!

분명한 것은 만일 내가 의사였거나 의학에 대한 사전지식이 있었더라면 나는 결코 이런 무모한 도전을 하지 않았을 것입니다. 무식했기에 길도 아닌 길을 마냥 걸어가는 과감성이 있었고, 이 분야를 전혀 몰랐기에 아무런 편견 없이 백지 상태에서 최근 4년간의 의학논문에 밑줄 쳐 가며 단어를 외우고 또 외우면서 한 줄 한 줄 도전했던 것입니다. 차라리 어설프게 아느니 아예 아무것도 모르고 맨땅에 헤딩하듯 도전하는 게 나은 경우가 이런 것이 아닌가 싶습니다. 이러한 인고의 시간과 그 미지의 흥미로움이 나를 이끌었고, 그것은 나를 버티게 해준 큰 힘이 되었습니다.

내가 좋아하는 어록이 하나 있는데, 고 정주영 현대그룹 명예회장님의 "이봐 해봤어?"입니다. 설령 하다하다 실패한다 하여도 손해볼 것 없다 생각했습니다. 어차피 과거 100여 년간 수만 명의 의학자들도 해결 못 한 거였는데, 날계란으로 바위치기인 나 하나 인생쯤이야 까짓거 통째로 날아가도 어차피 한 번은 가는 인생이니 도전하다 실패하면 "난 그래도 해보긴 했다"로 말은 할 수 있겠다 싶었으니까요.

처음엔 지인들과 더불어 나눠먹으며 특이한 현상들을 관찰하게 되었고, 이후엔 국내대학병원 임상지원센터, GLP_{Good Laboratory Practice} 연구소, 국제인증기관AAALAC 등에 의뢰하여 세포실험In-Vitro과 전임상In-Vivo을 실시하였습니다. 그중에는 과학적기전을 찾아내 국내외에 물질특허등록을 확보한 것도 있고, 현재 추진 중인 것도 있습니다. 1형 당뇨 완치를 위한 '파괴된 췌장베타세포재생'에 대한 디앤디D&D 연구결과는 2019년 전세계 선진국에 국제특허출원을 마쳤습니다. 그 후 수차례 국제당뇨학계에 초청되어 주목을 받았으며, 2019년 12월에 관련내용이 SCI_{Science Citation Index} 국제저널 논문에 게재되었고, 2020년 5월에는 디앤디D&D 세 종류 모두 까다롭기로 소문난 일본특허청 특허등록이 되었습니다.

▪ 산화질소와 당뇨

돌아보면 제 연구 중 단연 최고는 한밤중 적막한 시골 산속에서 유레카Eureka를 외치며 기뻐했던 산화질소Nitric Oxide, NO에 관한 발견입니다. 산화질소는 1997년 루이스 이그나로Louis J. Ignarro 교수에게 노벨생리의학상Nobel Prize In Physiology or Medicine을 안겨준 물질입니다. 지금까지 이뤄낸 인체효능에 유효성을 갖는 물질이 무엇인지 추적하다 이 산화질소 전구체 물질을 내 마음대로 조절할 수 있는 방법에 해답이 있었음을 알게 된 사건입니다. 간기능, 발모&탈모예방, 자양강장의 연구를 마치자마자 심혈관Cardiovascular분야로 연구를 시작했고, 그중 제1순위로 당뇨Diabetes를 타깃으로 삼은 것이지요.

당뇨는 기본적으로 90% 이상의 환자가 2형 당뇨이고 나머지가 1형 당뇨Type 1 Diabetes Mellitus, T1DM(소아당뇨)임을 잘 알고 있었습니다. 주위에서 사업하는 분들이 2형 당뇨Type 2 Diabetes Mellitus, T2DM를 해야 사업에 도움이 될 것이다 충고했지만, 이미 상당한 양의 사전 연구데이터를 가지고 있던 터라 '췌장베타세포재생Regeneration of Pancreatic Beta Cell 1형 당뇨'에 시간을 투자하리라 결심을 굳힌 것이지요.

이유는 간단했습니다. 만약 제 결과들이 과학적 분석을 통해서 확인된다면 2형 당뇨를 고치는 일은 매우 쉬운 일이라 생각했기 때문입니다. 파괴된 세포를 재생하는 마당에 인슐린저항성으로 고생하는 2형 당뇨의 경우, 췌장베타세포가 멀쩡히 살아 있기 때문이었고, 2형 당뇨는 1형 당뇨와 달리 가드GAD-ab 같은 자가면역수치 또한 정상이기 때문이었습니다. 한마디로 혈당만 정상화시키면 되는 일이었기에 '1형 당뇨를 완치할 수 있다면 기본적으로 2형 당뇨쯤은' 하는 결론이었습니다. 그리고 그 예상은 적중했습니다. 2형 당뇨의 경우 당뇨병성신경병증Diabetic Neuropathy이 흔히 나타나는데 산화질소Nitric Oxide를 응용한 것으로 매우 짧은 시간인 1~2개월 정도의 시간이면 거의 사라짐을 기존의 연구관찰로 확인했기 때문입니다. 그리고 2형 당뇨의 경우, 최근 연구완료된 액상제품군으로 인슐린저항성을 거의 완벽히 제압할 수 있음을 보여주고 있습니다.

▪ 디앤디(D&D) 복용과 당뇨환자들의 정상화

모든 연구의 시작과 끝에는 가장 중요시되는 하이라이트가 있게 마련이지요. 디앤디D&D를 먹고 당뇨가 가볍게 나은 사람들이 여기저기 나타나고, 심지어 중증당뇨로 시달렸던 사람들이 당뇨약을 가뿐히 떼고 혈당이 정상이 되는가 하면, 대여섯 가지의 당뇨합병증으로 고생하던 사람들의 합병증이 사라져가는 것을 볼 때 신기하기도 하였습니다. 그들의 당화혈색소HbA1c를 평균을 내 보니 당뇨약 없이 매월 1.2~1.4 정도의 당화혈색소 급감현상이 있었고, 당뇨병성신경병증Diabetic Neuropathy으로 발바닥에 통증 또는 이물감이라든가 먹먹하다는 느낌, 또는 찌르는 듯한 때론 불에 데인 듯하다는 증상과 피가 안 통해 발이 차갑다 못해 시리고 아리다는 증상들이 디앤디D&D를 먹고 한 달 후부터 서서히 없어진다는 것을 알게 되었습니다.

1형 당뇨의 경우는 더욱 드라마틱했습니다. 디앤디D&D를 먹자마자 하루에 아침과 저녁의 인슐린 초속형 주사를 다 빼고도 혈당이 안정화 및 정상화되고, 심지어 기저형 주사량도 급감하게 된다는 사실, 그리고 디앤디D&D 복용 1~2달이면 본인들이 투여하던 주사량의 60~70%를 맞지 않고서도 공복혈당(Fasting Blood Glucose)과 식후 2시간 혈당Post Prandial 2 hours Blood Glucose이 정상화가 된다는 현대의학계에선 있을 수도 없는 불가한 일이 일어나고 있었습니다. 뿐만 아니라 공복혈당과 식후혈당 외에도 중성지방Triglyceride이 300~1,100이 되는 환자들의 수치가 3개월이 안 되어 완전 정상화가 되는 일, 간수치를 나타내는 GOT, GPT 및 감마GTP 중에서 특히 감마GTP가 140이 넘는 환자도 디앤디D&D복용 2~3개월이면 극적으로 정상화되는 경우를 보며 연구한 보람을 느꼈지요.

동시에 신장기능을 나타내는 요소질소BUN, 크레아틴Creatine과 신사구체여과율eGFR의 수치정상화의 대표적인 경우가 있습니다. 33년 당뇨병력으로 신장기능이 한 쪽은 완전히 망가지고 다른 한 쪽마저 사구체여과율이 매우 좋지 않은 75세 환자분도 22단위의 인슐린주사를 다 빼고도, 디앤디 복용 2개월만에 다른 한 쪽의 신장기능이 회복되고 혈당이 정상화되었습니다.

1형 당뇨에 가장 중요한 부분은 췌장의 베타세포재생을 알려주는 지표인 씨펩타이드C-Peptide수치입니다. 20년 당뇨병력에 인슐린펌프를 하루 57단위씩 투여하고 당뇨합병증도 10여 가지나 되는 어느 환자분의 경우, 디앤디 복용 이후 씨펩타이드 수치가 0.17에서 1년 6개월 만에 인슐린펌프를 떼고 완전 정상인 1.1 이상으로 되었고, 이후 2년 이상 관찰한 결과 일반식사를 하여도 특별한 이상이 나타나진 않았습니다. 그러나 1형 당뇨를 진단 받은지 6개월 이상이 되었다거나 5년, 10년이 경과하여 씨펩타이드의 수치가 0.02이하인 사람들의 경우는 씨펩타이드가 정상으로 회복되는 데 다소 오랜 시간이 필요하다는 걸 알게 되었습니다.

▪ 1형 당뇨, 진단 즉시 디앤디(D&D)를!

진단 즉시 디앤디D&D를 복용하기 시작하면 인슐린 주사량이 15~40 정도가 된다 하여도 하루 두 끼 디앤디D&D로 한 달도 안되어 인슐린주사를 다 빼고도 혈당이 매우 정상이 됨을 최근 9세~15세 환자 48명에게서 확인할 수 있었습니다. 대학병원에서 진단받고 평생 인슐린주사를 맞아야 된다고 설명을 들었지만, 울면서 눈물로 검색한 디앤디D&D를 찾아온 1형 당뇨 가족들, 이들 모두 인슐린주사를 다 빼는 데 걸린 시간은 5일, 6일, 7일, 13일, 14일, 15일에 불과했습니다. 이러한 환자들의 사례는 책 후반부에 상세히 그 부모들의 육성을 그대로 기술하였으니 참조하시기 바랍니다.

1형 당뇨환자에게는 췌장베타세포가 파괴되어야만 나타나는 것 뿐만 아니라, 또 다른 대표적인 것으로 케톤체Ketone body의 이상으로 당뇨병성케톤산증DKA, Diabetic Ketoacidosis이나 흔히들 가드라 불리는 GAD-abGlutamic acid decarboxylase Antibody의 수치가 0.7 이상일 때에도 진단소견을 보였었는데, 가드 수치 또한 정상화가 되어갑니다.

• 인류에게 디앤디(D&D)를

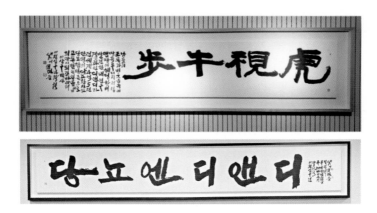

〈효봉 여태명 교수님의 '호시우보'와 '당뇨엔 디앤디' 친필〉

〈호시우보〉

남들의 조롱과 비웃음 속에 땅속 두더지처럼 맨땅에 헤딩하며 발견한 내 연구결과인 디앤디가 전 세계 4억 5천만 명의 당뇨환자와 당뇨합병증으로 고통받는 인류에게 희망이 되길 바라며…

— 디앤디 발명자 이삼구 박사(2019.08.10.)

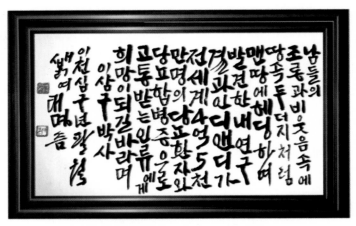

전세계 당뇨인의 희망이 되기를 염원하며 - 이삼구 박사 -
(효봉 여태명 교수님의 친필)

(주) 239바이오
GMP공장 본사 준공식

전 세계인 4억 5천만 명이 앓고 있는 당뇨!

이를 어렵지 않게 해결할 D&D의 세계화, 국제인증기관AAALAC 의 의학적 기전 규명으로 '파괴된 췌장베타세포재생'이라는 현대 의학의 패러다임을 완전히 바꾸어버릴 의학적 연구성과를 이루 었습니다. 239D&D를 본격적으로 대량생산할 GMP공장 착공을 2018년 11월 6일에 시작하여 2019년 8월 15일 광복절에 '식량주 권'과 '의료·바이오주권'을 염원하며 준공식을 하였습니다.

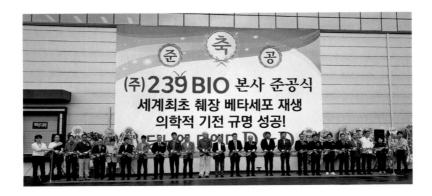

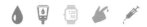

1형 당뇨치료를 위한
췌장베타세포재생 연구 현황

1형 당뇨T1DM와 2형 당뇨T2DM를 구분하지 않고, 당뇨와 당뇨합병증을 예방할 수 있는 '파괴된 췌장베타세포재생'에 관한 최신 연구성과에 대한 연구자와 연구기관을 설명하자면 아래와 같습니다.

1) 한국, 239바이오 CEO, 이삼구

   - 물질: 천연물 D&D 3종류 응용성공

   - 결과: 파괴된 췌장베타세포재생 70% 이상 재생

       (STZ 최고농도유도, 단 4주 만에 달성)

   - 연구1: 전임상완료(14개군 180Rats)

   - 연구2: 인체적용증례연구(T1DM정상화)

   - 연구3: 임상(다국적. 한국–인도–핀란드)추진 중

   - 현황: 세계 35개국 특허출원완료/일본특허등록/SCI논문 게재/

       유럽특허등록

   - 연구비: 전액 사비투입, No Funding

- 추진: 2020년 1월 핀란드 헬싱키 의과대학과 임상 MOU 체결/2020년
    부터 식품으로 상용화 시작
- 환자현황: 120명의 임상증례 확보/20년 12월까지 증례 500건 추진

2) 미국, 하버드의대, Douglas Melton
   - 물질: 줄기세포 췌장베타세포 배양
   - 결과: T1DM 1형 당뇨 동물실험 추진
   - 연구1: 인체적용시험&임상 미실시
   - 연구비: 1,700억 원 Funding 받음
   - 이슈: 고도의 정제된 고가의 장비 요구됨
   - 추진: 인체 부작용이 없다는 가정하에 임상 성공하면 25년 이후 상용화
     가능성

3) 핀란드, 헬싱키대학교 외
   - 물질: 장내세균 응용 Vaccine연구
   - 결과: T1DM동물실험완료
   - 연구1: 인체적용시험 19년 시행 예정
   - 연구비: 미국 주축, 다국적제약사 거액투입
   - 추진: 인체 부작용이 없다는 가정하에 임상 성공하면 25년 이후 상용화
     가능성

하버드대학교 의과대학 줄기세포연구소와 핀란드 헬싱키대학
교 의료진과 거대 다국적 제약사들이 공동추진한 T1DM(1형 당뇨)
의 연구결과에 수천억 원이 투입되었다 하여도 한국인이 한국에서

외부자금 지원 없이 연구하여 현대의학계 패러다임을 바꿀 수 있는 '파괴된 췌장베타세포재생'에 관한 연구성과를 이루어냄은 하늘이 주신 기회라 생각하였습니다. 좌고우면하지 않고 우직하게 호시우보의 마음다짐으로 오직 연구에 매진하여 당뇨와 당뇨합병증으로 고통받는 전세계 4억 5천만 명의 환자들에게 삶의 희망이 되기를 다짐해 봅니다.

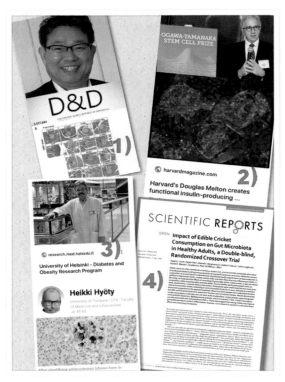

1) 이삼구 박사 D&D   2) 하버드의과대학 더글라스 멜튼 교수
3) 헬싱키의과대학 연구팀   4) 네이쳐학술지에 게재된 연관 논문

D&D
드림팀 구성

▪ **D&D 국제협력 드림팀**

1형 당뇨 췌장베타세포재생 디앤디D&D(발명자 한국인 이삼구 박사)의
글로벌 드림팀 멤버들을 소개합니다.

1. Dr Jaakko(당뇨/치매/심혈관/전염병학/공중보건분야, Finland)

2. Dr Hema(임신성당뇨/산부인과, FOGSI, FIGO, India)

3. Dr Jain (당뇨/임신성당뇨, India)

4. Dr Ashish(당뇨/갑상선, India)

5. Dr Faraz(당뇨/갑상선, India)

디앤디D&D Global Dream Team 결성이 2019년 12월, IDF2019 Busan
Korea에서 180개국이 참여한 국제당뇨총회IDF, International Diabetes Federation에
서 이루어졌습니다.

Top-Notch Whole in the World!

당뇨학 세계최고의 권위자들이 D&D글로벌 팀에 속속 합류하기 시작했습니다. 당뇨학계 권위자들이 의학계의 혁명적인 D&D에 대한 뜨거운 반응과 후원 그리고 현지병원에서 자기 환자들을 대상으로 효능실험까지 직접 해주셨습니다. 하지만 국내는 아직도 오밤중입니다. SCI 국제논문에도 '세계최초 파괴된 췌장베타세포 재생'이라는 내용이 게재된 상황에서도 미몽이니, 참 우리 현실이 안타깝습니다.

▪ **Prof. Jakko Tuomilehto**

(야코 투오밀레흐토 교수, '18, '19, '20년 노벨생리의학상 후보)

먼저 Dr Jaakko는 당뇨와 심혈관계 및 치매분야, 전염병학, 공중보건 세계최고권위자로 헬싱키의과대학교수로 재직하였고, 영국 캠브리지대학University of Cambridge과 탐슨로이터스Tomson Roeuters에 따르면 아래 전문 분야에서 세계 최고석학으로 인정받았습니다.

- 당뇨(Diabetes)

- 심혈관(Cardiovasular),

- 치매(Dimentia)

- 전염병학 (Epidemiology)

- 공중보건(Public health)

- 논문 : 1,700편

- 피인용지수 : 세계1위 370,000회 이상

- H-index : 175

D&D 해외검증을 위한 당뇨환자 대상 임상으로

· 1형 당뇨 환자그룹,

· 2형 당뇨 환자그룹,

· 당뇨 전 단계그룹으로 나누어,

2020년 1월, 핀란드 헬싱키 의과대학에서Medical School at Helsinki University, Finnland MOU를 체결하였고, 2020년 5월부터 환자대상으로 임상을 시작하기로 하였으나 코로나19 파동COVID-19으로 잠시 연기되었습니다.

전 세계 당뇨와 당뇨합병증으로 고통받는 4억 5천만 명의 인류에게 희망이 되길 바라며….

Top-Notch Endocrinologists, Diabetologists, GDM & ObGyn MDs, Cardiovascular & Dementia MD are joining to "D&D Global Dream Team Member at IDF 2019 Busan Korea" The Motto of D&D: "Let's change the world very happier and safer blocking and preventing Diabetes and its Complications with D&D, which is scientifically proven for Regeneration of Destroyed Pancreatic Beta Cells."

This innovative regeneration of Beta Cells similar to "Paradigm Shift" is the first time ever in medical history after 97 years of insulin invention for T1DM. Untill now, 4 kinds of Food supplements under the D&D ok. including one liquidized D&D were invented by Korean Researcher Dr Lee Sam Goo in 2018. Those are waiting to be consumed worldwidely after full-fledged pubilcation at SCI Intl. Journal at the latest December 2019

- 디앤디 글로벌팀을 결성하며, 이삼구 박사(Dr. Lee Sam Goo) -

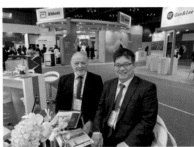
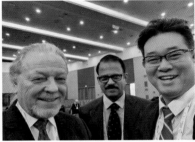
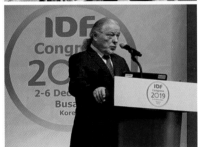

He has received many prestigious scientific awards. He has been a faculty member in many international postgraduate training courses on diabetes and cardiovascular disease in many parts of the world. He has contributed to over 1700 scientific peer-reviewed publications, and is among the most cited authors in the field of diabetes worldwide (Thomson Reuters Highly Cited Researcher) with >120,000 citations. His h-index is 162.

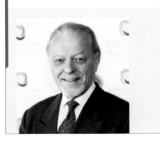

IDF 2019에서 야코 교수님과 이삼구 박사

- **Dr. Hema Divakar**(히마 디바카 회장 / 의사)

두 번째, 세계 최고 영향력 있는 글로벌 당뇨 전문가로 D&D Team에 합류한 Dr. Hema Divakar를 소개합니다.

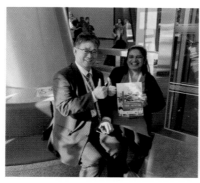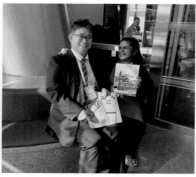

Dr. Hema Divakar, Who is she?(누구인가?)

- Former President FOGSI / 전 FOGSI 회장
- FOGSI Ambassador to FIGO / 전 FIGO에 FOGSI 대사
- Vice Chair FIGO GDM WG / FIGO 임신성당뇨 워킹그룹 부의장
- DIVAKARS Specialty Hospital / 디바카 병원장
- ObGyn and Medical Director

당뇨와 임신성당뇨GDM 분야 글로벌 최고의 영향력 있는 Dr. Hema가 D&D Global Dream Team에 합류함으로써, FOGSI 산하 4만 명의 인도 산부인과 의사들이 D&D를 접하게 될 가능성이 열렸습니다. 2020년 3월 델리, 8월 벵갈루루에서 개최되는 인도 최대 학회인 FOGSI에 초청연사로 초대되어 D&D글로벌화에 획을 긋

게 될 예정이었지만, 코로나19COVID-19로 함께할 수 없어 안타깝습니다.

　인도의 당뇨환자는 8천만 명으로, 이 중 임신성당뇨GDM, Gestational Diabetes Milletis로 매년 많은 산모와 신생아가 사망하고 있습니다. 이는 인도 최대의 문제인데 D&D의 글로벌화로 인도 산모들에게도 희망을 줄 수 있어 보다 많은 국제적 임상을 추진해야겠다 생각합니다. 그리고 전 세계 당뇨와 당뇨합병증으로 고통받는 4억 5천만 명에게 희망이 되길 바라며….

- December 7th, 2019 Dr Lee Sam Goo at IDF 2019

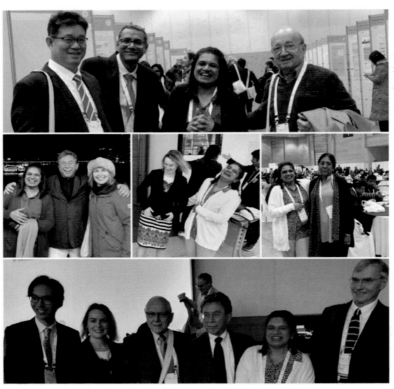

IDF 2019에서 D&D 드림팀을 구성하며

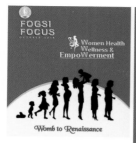 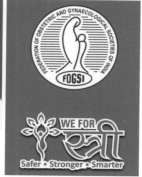 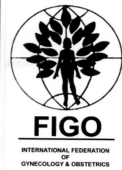

• **Dr. Rajesh Jain**(의사, 라제시 잰 원장)

세 번째 D&D팀에 합류한 당뇨/임신성당뇨분야 글로벌 전문가
로 D&D Dream Team에 합류한 Dr. Rajesh Jain을 소개합니다.

Dr Rajesh Jain, Who is he?(누구인가?)

- Director, Jain Hospital / 잰 병원장

- MD, PG Diploma Diabetes(UK) / 영국에서 당뇨분야 학위

- Former Medical Officer(WHO) / 세계보건기구(WHO) 의료자문관

- Diabetologist, GDM Specialist / 당뇨/임신성당뇨 전문가

WHOWorld Health Organization와 **World Diabetes Day 2019** 조직위
원으로 250만 명에게 당뇨예방 및 당뇨퇴치운동을 전개하고 있는
Dr Jain이 D&D Global Dream Team에 합류함으로써, 2020년 세계
당뇨의 날에 인도에서 대규모 D&D 홍보캠페인을 추진할 예정이

었으나 코로나로 연기되어 아쉽습니다. Dr Jain과의 인연은 18년 11월 핀란드 헬싱키 국제당뇨학회를 시작으로, 18년 인도 중앙정부 보건복지부 담당국장 Dr. Baswal(바스왈 국장, 의사)에게 직접 D&D 설명회를 개최하도록 추진하기까지 이어졌습니다.

뿐만 아니라 인도국립병원 40명의 전문의들에게 D&D 효능 발표회를 개최하도록 추진하였으며, 발표 후 많은 질문공세도 받았었고, 본인의 병원인 Jain Hospital에서 인도 당뇨 환자들에게 D&D 임상을 실시하였습니다. 이후 여러 국제당뇨학회 발표마다 본인의 환자를 상대로 얻어진 D&D 효능 결과를 인용하며 D&D의 놀라운 혁명적인 결과에 찬사를 아끼지 않았습니다. IDF 2019 Busan Korea에서는 이삼구 박사와 당뇨관련 인도 – 네덜란드 – 한국, 3개국 국제공동연구발표를 하기도 하였습니다.

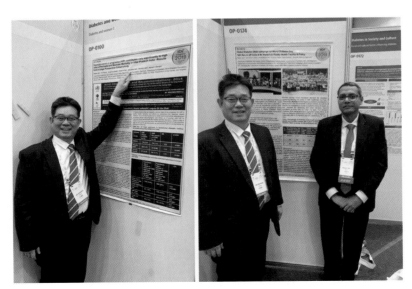

IDF 2019 이삼구 박사, 닥터 잰 국제공동발표

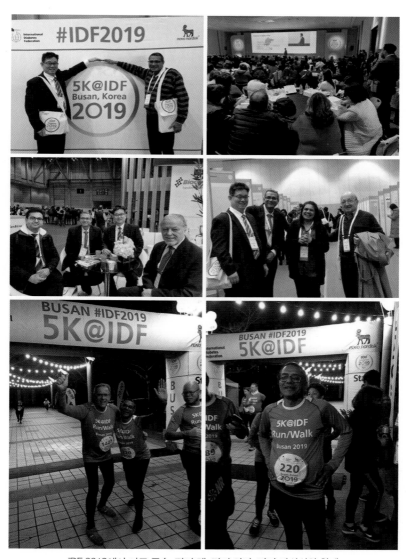

IDF 2019에서 야코 교수, 닥터 잰, 닥터 히마, 닥터 아쉬쉬와 함께

D&D 췌장베타세포재생
SCI 논문 게재 언론보도
(쿠키뉴스, 한국일보, 매일경제, 파이낸셜뉴스, 메디컬투데이)

- 1형 당뇨로 파괴된 췌장 베타세포재생 세계 최초 과학적 규명
  'D&D' (주)239바이오 대표이사 이삼구 박사

SCI 국제저널 'Food Science & Nutrition' 12월호 논문에 게재되고 국내 여러 신문사에서 보도되었습니다.

- 보도 내용 -

제1형 당뇨로 파괴된 췌장 β세포가 재생될 수 있다는 사실이 과학적으로 규명됨에 따라 국제 당뇨학계에 주목받고 있다. 식품 형태의 치료물질인 'D&D' 연구결과가 최근 SCI 국제저널에 실리면서 이 같은 사실이 공개됐다.

이 연구결과는 SCI 국제저널 'Food Science & Nutrition' 12월호에 게재됐다. 'Glucose-lowering effect of Gryllus bimaculatus powder on streptozotocin-induced diabetes through the AKT/mTOR pathway(AKT/mTOR를 통한 디앤디 (D&D)를 이용, 스트랩토조토신으로 유도된 당뇨병에서 혈당 강하 효과 및 췌장 베타세포재생에 관한 연구 논문)'을 보면 전 세계 인구 가운데 5억 명으로 추산되는 당뇨환자의 치료에 획기적인 도움이 될 거라는 기대다.

이 논문은 디앤디가 혈당 강하에 효과가 있고 C-peptide 증가, 인슐린 분비량 증가, GTT 혈당 강하 효과, ITT 혈당 강하 효과, 파괴된 췌장 베타세포재생 효과, 인슐린 분비량 증가, 인슐린 분비 면적 증가, Bcl-2의 증가 및 정상화, Bax의 감소 및 정상화, Cleaved Caspase-3 감소 및 정상화, 베타-actin 확인, p-AKT/AKT의 증가 및 정상화, p-mTOR의 증가 및 정상화, p-pp70s6k/p70s6k의 증가 및 정상화, p-4EBP-1/4EBP-1 증가 및 정상화에 효과가 있다고 밝혔다. 파괴된 췌장 베타세포재생을 과학적인 분석을 통해 세계 최초로 규명했다는 점에서 주목받고 있다.

디앤디는 이삼구 박사(주식회사 239바이오 대표이사)가 연구 개발한 물질이다. 이 박사는 디앤디 1, 2, 3 등 총 3가지 물질을 연구했다. 이 박사의 연구 결과는 국내 한 A 대학병원 국제인증기관AAALAC이 과학적으로 검증한 전임상 연구결과다.

세계가 주목하는 이유는 전 세계 약 5억 명의 당뇨환자 치료에 의학계 최대 난제가 풀릴 것이라는 기대 때문이다. 환자가 인슐린 주사, 인슐린 펌프, 당뇨약을 먹지 않고도 하루 한두 끼 식품(디앤디)만으로 파괴된 췌장 베타 세포의 재생 가능성이 열렸음을 의미한다.

이삼구 박사는 디앤디를 '당뇨에서 해방되게 하는 물질'로 규정했다.

이 박사는 "당뇨로 고통받는 환자들이 의약품도 아니고 주사제도 아니며 인슐린 펌프제도 아닌, 단지 식사만으로 합병증을 차단하거나 예방·경감할 수 있다는 점은 현대 의학계 난제해결의 매우 큰 중요성을 갖게 된다"며, "전 세계 당뇨환자들에게 희망이 될 것이다"고 말했다.

이 박사는 이어 "당뇨학계, 심혈관계, 치매분야 세계최고권위자인 야코Dr. Jaakko 헬싱키 의과대학 교수가 디앤디 글로벌 임상화에 합류했다"며 "해외 당뇨학회로부터 초청을 받은 상태로, 논문 게재에 이어 직접 디앤디 효능을 발표할 기회를 얻었다"고 세계 학계의 주목도를 내비쳤다.

한편 당뇨환자는 한국 500만 명을 비롯해 중국 1억 3천만 명, 인도 8천만 명, 미국 3천 200만 명, 일본 1천만 명 등 5억 명에 이르며 이 가운데 제1형 당뇨환자는 5~10%에 달하는 것으로 알려졌다. (2019.12.16.)

〈신문 보도 내용 - 쿠키뉴스. 한국일보. 매일경제. 파이낸셜뉴스. 메디컬투데이〉

D&D 연구성과
전 세계 주요 35개국 특허출원

전 세계 주요 35개국에 특허출원 완료된 '파괴된 췌장베타세포
재생Regeneration of Destroyed Pancreatic Beta-Cells' 연구결과 관련, 2019
년 2월 11일자 유럽특허청의 조사보고서European Patent Office Search
Report, Munich Germany는 한국의 이삼구 박사가 이뤄낸 과학적 검증
결과에 '신규성, 진보성을 인정'한다는 정식 공문을 보내왔습니다.

세간의 의구심을 해소한 독일 뮌헨Munich, Germany 유럽특허청의
조사보고서Search Report는 의학적/과학적 검증결과를 마친 당뇨치
료물질 D&D의 유럽연합 20개국 원천특허(물질특허)등록이 확정적
이라는 매우 중요한 사실을 전달합니다.

D&D의 해외 특허 등록은 '파괴된 췌장베타세포재생'의 발명에
대한 원천특허(물질특허)가 전 세계적으로 인정됨을 의미하고, 향후
식품 의학 산업계의 큰손들과의 협업에 중대한 사건이기도 하다고

볼 수 있습니다.

원천특허라 함은 전 세계 어느 누구도 D&D 원재료 특허권자 외에 제3의 특허를 허용치 않으며, 라이센싱 계약 외에 선전/광고/홍보/생산/판매 어느 것도 할 수 없는 막강한 특허권리를 의미합니다.

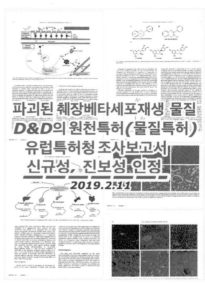

유럽 특허청 조사 보고서
2019.2.11.

각 나라별 특허출원 확인서

D&D의 특허등록은 일본에서 제일 먼저 이뤄졌고, 두 번째로 유럽특허청EPO에서 2020년 8월 3일자로 특허등록결정이 되었으며, 이로써 유럽 내 20개국에 D&D의 물질(원천소재) 특허등록이 이루어지는 쾌거를 이루었습니다. D&D1. D&D2 및 D&D3 모두 특허등록이 됐습니다. 특허출원국가는 한국, 미국, 중국, 일본, 캐나다, 베트남, 인도, 유럽연합(EU, 독일, 프랑스, 영국, 이탈리아 외), 중동GCC(사우디아라비아, 아랍에미레이트, 카타르,쿠웨이트, 오만, 바레인), 싱가포르 말레이시아 등 35개국으로 확대됐습니다. D&D의 '파괴된 췌장베타세포재생' 관련 당뇨치료 연구성과는 세상을 바꾸는 물질로 게임체인져Game Changer가 되어 전 세계 당뇨환자들에게 희망이 될 것이라 생각합니다.

- IDF 보고에 전 세계 당뇨환자 4억 5천만 명
- 당뇨와 당뇨합병증 치료에 연간 1,400조 원
- 미국 당뇨환자 3,200만 명에 연 지출 372조 원
- 중국 당뇨환자는 1억 4천만 명으로 추산
- 인도 당뇨환자는 8천만 명
- 중동 GCC 6개국의 국민20%가 당뇨환자
- 일본도 1천만 명이 당뇨환자
- 한국과 베트남에도 각각 500만 명의 환자가 있습니다

특히 캐나다의 경우 캐나다 전체인구의 10%인 360만 명이 당뇨환자이고, 전체 인구의 29%인 1,100만 명이 당뇨 또는 당뇨전단계의 환자임을 CDA는 발표했고, 캐나다 인구의 3명 중 1명이 당뇨환자로, 매 3분마다 1명이 당뇨환자로 신규 진단받고, 한 해 평균 16

조 원을 당뇨치료비에 쓰고 있습니다.

싱가포르는 인구 약 570만 명 중 12.8%가 당뇨환자입니다. 또한 2050년에는 인구의 약 20%인 1백만 명이 당뇨환자가 되어 성인 2명 중 1명이 당뇨환자가 된다는 충격보고서가 있습니다. 65세 이상의 성인 3명 중 1명이 당뇨환자임을 나타내는 현재의 지표와 싱가포르 보건당국의 '당뇨를 이기자!'라는 표어는 '국가적 차원의 절박감'을 나타냅니다.

▪ 갑각류 알러지 중증당뇨환자용: D&D-2

'갑각류 알러지 당뇨환자'를 위한 물질을 18년 5월 3일 국제인증기관에서 발표하고, '의학적기전규명이 완료'된 ㈜239바이오의 'D&D' 상표인 'D&D-2'로 명명합니다.

음식알레르기는 수백여 가지가 넘는데, 대표적인 것은 일명 새우 알러지로도 불리는 "Shrimp Allergy" 또는 "Shellfish Allergy" 또는 "Crustacean Allergy"라 합니다.

갑각류알러지 환자에게는 매우 치명적일 수 있기에 연구과정과 전임상을 완료한 후, 장기간의 실험도 성공적으로 마쳐 D&D-2의 이름으로 제품화할 예정입니다.

D&D는 전 세계 35개국 특허출원 완료와 세계지적재산권기구 WIPO에 상표등록이 완료된 '당뇨치료용 물질'로 갑각류 알러지 환자들에게도 적용할 수 있도록 연구됐습니다.

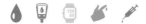

D&D 연구성과
국내외 발표

가. 대한민국 국회 보건복지위원회

나. 국내의학회(KSBMB)

다. 인도중앙정부 보건복지부/인도종합병원 특강

라. 미국의사들과 D&D 토의

마. 국제당뇨학회

바. 국제식품영양학회

사. D&D 일본특허등록증

아. D&D 유럽특허청 특허등록 결정

자. D&D 핀란드 헬싱키의과대학 MOU체결

차. D&D 의학박사 학위논문을 준비하며

카. D&D, SCI 국제논문게재 전문

식용곤충 의료분야 활용과
상용화 방안을 위한 정책세미나

2018년 8월 22일(수) 오후2시 국회의원회관 제1세미나실

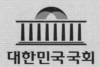

대한민국 국회

차례

・ 나. 당뇨 치료물질 D&D, 국내의학회(KSBMB) 첫 발표

　당뇨 치료물질 D&D가 당뇨 치료의 게임체인저Game Changer가
될 것을 확신하며, 생화학분자생물학회KSBMB 제10회 겨울 워크숍
Winter Workshop에서 국내의학계 첫 데뷔 발표Presentation를 했습니다.
학회발표를 통해 '파괴된 췌장베타세포재생'의 '의학적 기전 규명
을 정식적으로 공표'하는 계기가 되었습니다.

　국내 의학계의 유명한 교수님들을 알게 된 것 또한 큰 행운이었
는데, 먼저 KSBMB 전임회장과 전 환경부장관을 지내신 KIST의
유영숙 박사님, 노화촉진물질을 찾아내 노화방지의 권위자인 가천
대 의과대학 여의주 교수님, 생화학분자생물학회KSBMB 제10회 겨
울 워크숍Winter Workshop 행사위원장이며 전북대학교 의과대학 학
장이신 김종석 교수님.

　당뇨 치료물질 D&D가 Game
Changer로 역할을 다할 것을 확
신하며, 향후 보다 더 세밀한 의
학적 연구결과를 의학계에서 뜨
겁게 추진해 주길 기대해 본 시
간이었습니다.

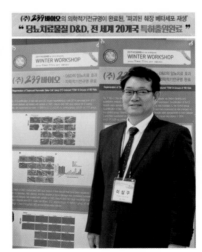

국내의학회 2019 KSBMB에서

• 다. 췌장베타세포재생 D&D 브리핑, 인도중앙정부 보건복지부

인구 13억 중 당뇨환자가 8,000만 명이라는 인도India 북부 델리 Delhi에 위치한 중앙정부 보건복지부*에서 '인도정부 보건행정을 총괄'하는 의사 출신의 최고위 담당공무원 닥터 바스왈Dr. Baswal에게 D&D브리핑을 하였습니다. 브리핑 이후 이어진 담당자들의 속사포 질문들과 의사 출신 보건행정 총괄 담당자들이 'D&D의 의학적결과'에 놀라던 그 표정들을 잊을 수가 없습니다.

의학적기전이 규명되어 당뇨치료에 탁월한 효과를 보이는 D&D, 그들이 가장 궁금해한 것은 바로 D&D의 소비자 가격이었습니다. 처음엔 소비자 가격이 너무 비싸다 말했던 그들은 이 D&D의 효능이 이렇게 확실하다면, 정말로 췌장베타세포가 재생만 된다면, 인도의 낮은 GDP에도 불구하고 치료효과 대비 끼니당 월별 US450~500 달러는 결코 비싸진 않다는 데 공감대를 형성했지요. 끝말에 담당국장이 말하기를 "이 박사, 인도에는 부자들도 수천만 명이 있어요."

D&D연구결과로 국제당뇨학회 2회에 이어 외국정부 보건복지부 브리핑을 하게 된 매우 의미 있는 방문이었습니다.(2019. 1. 30)

---

* 정부청사 주변 총기무장을 한 삼엄한 검문, 2중 3중의 검색대를 통과하고도 청사 내에서 철저한 신분조회, 보안이 매우 인상 깊었다.

두 차례의 국제당뇨학회(헬싱키와 두바이) 발표로 인연을 맺은 인도

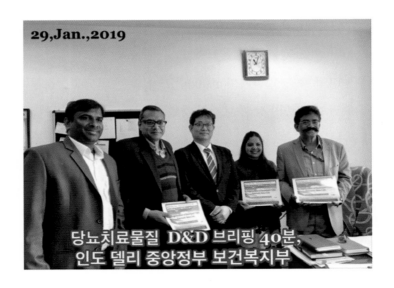

당뇨전문의사 닥터 잰Dr. Jain의 공식초청으로 239바이오239bio Inc.와 Good KARMA 실현을 했는데, 이러한 모든 일정은 델리 지역에서 병원을 경영하며 세계보건기구WHO와 국제당뇨기구IDF에서 맹활약하는 닥터 잰Dr. Jain의 적극적 추진협력으로 이루어졌습니다.

당뇨치료물질 D&D 인도 특강 1

〈India 종합병원 특강〉

하루 전날 인도 럭크나우Lucknow에서 브라만Braman 가문과 인도 수출 전략협의를 마치고, 3시간을 달려 도착한 종합병원, 60명의 의사들Medical Doctor 중 외래진료OPD, Outpatient Department를 마친 25명 의사들이 참석, 40분간 진행된 D&D Presentation과 30여 분간 많은 질문세례와 D&D 심층토론이 이어졌지요. 참 행복한 순간이었습니다. 왜냐하면 내가 한 일에 대한 궁금증을 가지는 그룹이 있다는 것, 사람을 묘한 성취감에 이르게 하더군요.

"언제쯤 인도에 공급가능한지?"

"D&D식품이 왜 베타세포재생이 되는지?"

"D&D 주요 성분이 무엇인지?"

"D&D 소비자 가격은 얼마인지?"

"D&D 타켓팅 구매자그룹은 누구인지?"

"D&D 특허는 몇 나라에 진행되는지?"

"1시간 내내 여기저기서 이어지는 카메라 셔터들"

"인도 시장이 거대하다는 것"

"참석의사의 한 가족엔 7-8명이 당뇨환자라는 사실"

"각 OPD진료실, Lab실, 환자대기실을 다 보여주는 성의"

"약 100여 평의 회의장(Conference Hall)에서 진행"

D&D에 대한 너무도 뜨거운 관심과 이어지는 카메라들, 무한한 D&D 잠재력을 확인하는 순간이었습니다.

당뇨치료물질 D&D 인도특강 2

〈India UP주, 정부운영 여성종합병원 특강〉

UP주 주도인 Lucknow에서 브라만 가문과 인도수출 전략협의, UP주 정부운영 남성전용 종합병원 당뇨치료물질 D&D특강에 이어 곧바로 숨 돌릴 겨를도 없이 차로 이동했습니다.

하루 2,000명의 환자가 찾는다는 인도정부 운영 여성종합병원 D&D특강, OPD 후 병원장을 비롯하여 15명의 소아과·내과·내분비내과 등 여러 전공의들이 함께한 이삼구 박사의 D&D 특강. 임신성당뇨의 심각성은 인도에서 매년 2,000만 명씩 감소하는 출산율에 매우 중대한 영향을 끼친다는 사전 브리핑을 받고 시작된 D&D 특강, 병원장과 각 전공별 전문의들의 뜨거운 관심 그리고 이어지는 질문들, 카메라 플래시 세례, 40분간의 Presentation, 1차 발표에 이어 매우 뜻깊은 시간이 되었습니다.(2019. 2. 2)

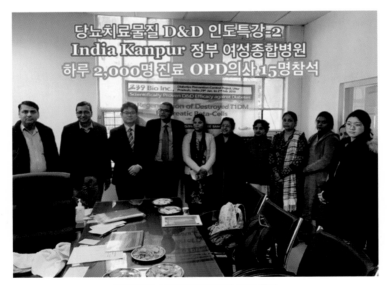

인도 정부 여성종합병원에서 D&D 특강

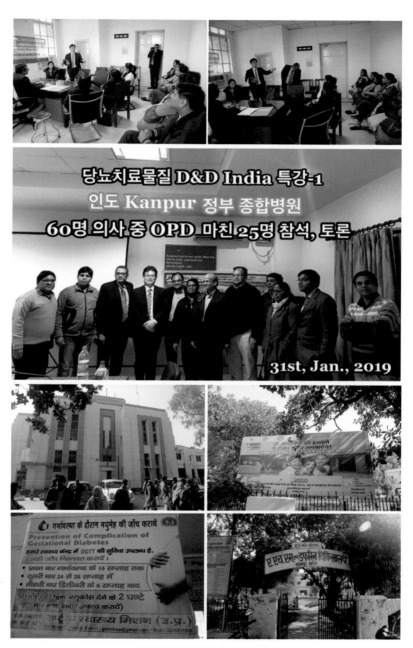

인도 정부 운영 종합병원 D&D 특강

D&D, 인도 전국신문(힌디) 뉴스보도

　인도 3대 뉴스매체India Three National Level News Media에서 이삼구 박사의 활동을 인도(힌디)신문기자들이 줄지어 취재를 했습니다.

　'19년 1월 30일 India Uttah Pradesh의 국립종합병원 2군데에서, 40여 명의 당뇨전문 의사들이 초청하여 D&D를 발표한 '당뇨치료물질 D&D'에 대한 초청강연. 그에 대한 인도신문(힌디)에서 메인뉴스로 기사가 2019년 2월 1일자로 보도되었습니다. (2019. 2. 1)

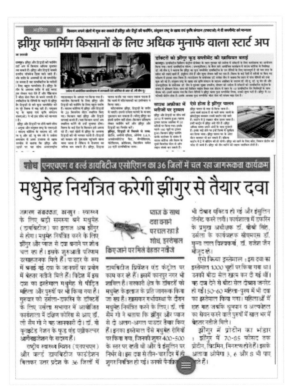

인도신문(힌디어)에 보도된 D&D

럭크나우Lucknow에서 마하트마 간디와 인도독립에 헌신한 닥터 아차랴Dr. Acharya 가문과 D&D 인도수출 전략회의도 현장에서 진행했습니다. 카스트제도 브라만Braman 계급으로 전직 국회의원 National Congressman, UP주 안과병원을 경영하면서 인도사회에 많은 기부를 하여 존경받는 사람들이었습니다.

D&D 발표 현장에 취재 나온 인도 전국구 신문기자들의 취재카메라 셔터들, 그리고 인도 힌디어 신문과 영자신문, 그리고 인터넷에 한국의 이삼구 박사와 D&D 기사화, D&D 인도시장 진출의 가능성이 느껴졌습니다.

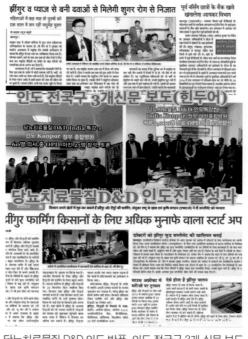

당뇨치료물질 D&D 인도 발표, 인도 전국구 3개 신문 보도

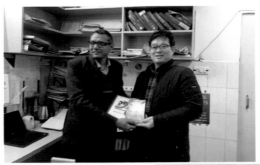

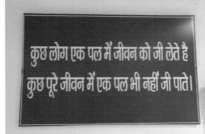
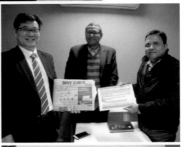

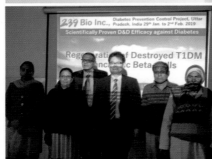
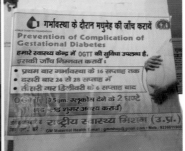

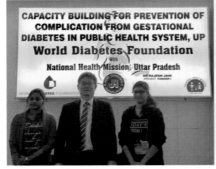
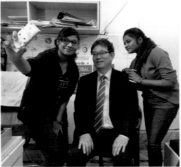

닥터 잰, 인도 3대 힌디 신문사 편집장, 당뇨환자들 및 대학원생(석사)들과 함께

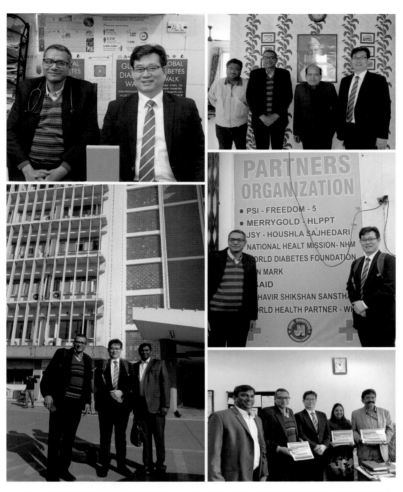

인도 중앙정부 보건복지부에서 닥터 바스왈 국장 그리고 브라만 가문 닥터 아차랴와 함께

▪ 라. D&D, 미국 보스톤에서 미국의사들과 함께(2019.2.27.)

　　미국 보스톤 매사추세츠대학교University Of Massachusetts Boston로 갔습니다. D&D 홍보 전문가가 되다시피한 인도 당뇨전문의 닥터 잰Dr. Jain이 보스톤Boston, USA에 있는 절친한 미국의사들을 소개해 줘 D&D발표를 위해 인도에서 귀국하자마자 미국으로 향한 것이지요. 보스톤에 있는 미국 제약회사 소속으로 미국의사들USA Medical Doctors인 닥터 안야Dr. Anya와 닥터 랜짓Dr. Ranjit을 방문하는 일정이었습니다. 이 여정에는 전 SBS 워싱턴특파원SBS Washington Correspondent을 지냈고, 현재 Cosmobiz 회장인 친구 Travis Johng(한국명: 장현석) 회장님이 동행을 했는데, D&D 토론, D&D 의학적결과, D&D 전임상과 인체 적용결과 발표로 진행을 했습니다. 닥터 랜짓Dr. Ranjit은 닥터 잰Dr. Jain의 절친이며, 그의 형은 세계보건기구World Health Organization, WHO에서 고위직으로 재직 후 미국질병통제예방센터CDC, Centers for Disease Control and Prevention에서 큰일을 하는 의사 형제들로 향후 미국 진출에 큰 의미가 있을 것이라고 닥터 잰이 귀뜸을 해줬습니다.

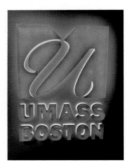

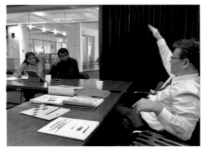 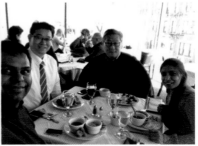

보스톤 매사추세츠대학교에서 미국의사들과 D&D 토론

워싱턴 DCWashington DC 한복판, 미국 의회가 한눈에 내려다보이는 링컨기념관에서 포즈도 취하고, 미국의회 앞에서 배짱 좋은 한국사내들끼리 힘주어 화이팅도 외치고, 백악관White House 옆 건물 프레스센터에 들러 향후 D&D로 성공하면 바로 이 자리에서 외신기자회견을 하겠다는 다짐도 해보았습니다. 전 세계 뉴스의 초점인 백악관 앞에서 출발하여 필라델피아Philadelphia로 향했고 그곳에서 성공한 한인사업가도 만나 뵈었습니다. 찬바람이 쌩쌩 부는 혹독한 겨울 날씨의 Boston 일정을 다 마치고 뉴욕New York을 지나 Washington DC로 돌아오는 매우 피곤한 스케줄에도 일정 내내 운전을 도맡아 해주고, 도중에 놓칠 수도 있는 대목마다 기지를 발휘해준 친구 Travis에게 진심으로 감사한 마음입니다.

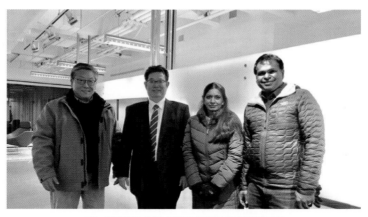

당뇨치료물질 D&D 미국의사들과 미국진출회의
Travis, Dr LEE, Dr Anya, Dr Ranjit
Travis Johng, 닥터 안야, 닥터 랜짓과 함께 보스톤에서

미국에서 바라본 D&D 평가

글: Travis Johng(한국명: 장현석)/CEO of COSMOBIZ/전 SBS 워싱턴특파원

탈모예방Hair Loss Prevention, 간 질환Liver Disease, 혈압Hypertension, 혈관질환Cardiovascular Disease, 정력Male Infertility&Stamina, 피부미용Skin Care 거기에다 중증 당뇨병Diabetes Mellitus까지 단숨에 치료할 수 있다면 의심부터 가는 주장입니다. "날이면 날마다 찾아오는 게 아닌" 약장사의 말 같으니까요.

그런데 말입니다. 그게 사실이라면 참으로 놀라운 발견이고 노벨상을 받아 마땅하지 않을까요? 천연유래 물질에서 발견한 D&D 물질은 건강의 가장 기본조건인 혈액순환Blood Circulation과 세포생성Cell Regeneration을 돕는 것으로 확인되었습니다. 췌장Pancreas의 죽은 베타세포Beta Cell를 살리고, 스스로 인슐린Insulin을 만들도록 하는 물질입니다. 한국과 인도에 이어 이제는 미국 의사들까지 직접 확인해 보겠다면서 전임상 실험Non-clinical Trials을 시작하게 되었다네요. 특히 당뇨는 당장 결과를 확인할 수 있어 실험에 참여한 의사들이 모두 놀라움을 감추지 못하는 모습입니다. 전 세계 전염병을 통제하는 미국 질병통제 예방센터CDC, Center for Disease Control and Prevention 고위직 의사는 하필 당뇨병을 앓고 있어 본인 스스로 실험대상으로 나서기도 했으니, 이제는 의사까지 치료하는 명약임을 확인하는 일은 머지 않은 것 같습니다.

그런 위대한 발견을 남도 아니고 친구가 했으니 얼마나 기쁘고 통쾌한

지 모르겠습니다. 그를 만나고 싶어 안달이 난 의사(빌 게이츠가 만든 빌 앤드 멜린다 재단 소속 연구의사)와 하버드대학교 의사, 웨스트 버지니아 주립대WVU, West Virginia University에서 레지던트로 D&D를 주제로 의학박사논문을 준비하는 조카 의사(가정의학과, FM, Family Medicine Specialist)까지 모두 이 친구를 만나려 합니다. 친구 덕에 저도 목에 힘주고 잘난 사람들을 좀 만나려 하고요. 역시 친구를 잘 만나야 합니다.

Viva 이삼구.

- 2019년 2월 23일

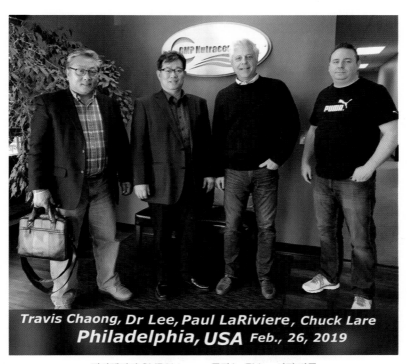

필라델피아 GMP Nutracore 공장 La Riviere 사장 방문

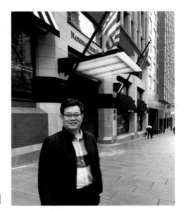

National press club 앞에서

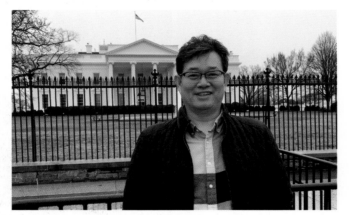

백악관 앞에서

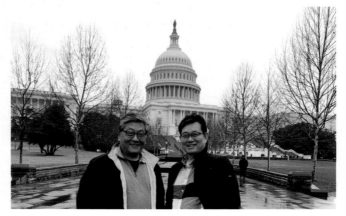

미 국회의사당 앞에서

▪ 마. D&D, 국제당뇨학회 조직위원회(OCM)
/초청연사(Invited Speaker)

　미국 출장 중 D&D의 굿 뉴스. 2019년 7월 UAE 아부다비에서 개최되는 27차 국제당뇨학회 조직위원회OCM, Organizing Committee Member 조직위원 겸 초청연사Invited Session Speaker로 선정되었다고 알리는 이메일을 받았습니다. 학회 웹사이트에 영구 게재되는 영광인데, 한국인 이삼구 박사Dr. Lee Sam Goo, South Korea의 D&D 연구결과에 대한 상세한 Biography까지 함께 실려 있더군요.

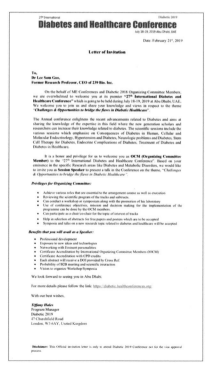

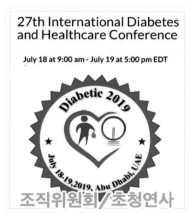

27차 국제당뇨학회 초청장

국내 일반인들이 잘 모르는 부분이 하나 있는데, 아니 어떻게 의사가 아닌 사람이 국제당뇨학회에서 의사를 포함하여 당뇨전문가들만의 학회인데 조직위원회 조직위원이 되고 초청연사가 될까? 궁금해하실 것 같습니다. 흔히들 학습된 경험에 미루어 짐작을 하게 되니까요. 사실은 국내의 의료학계가 매우 보수적인 면이 있습니다. 타 분야는 거의 인정을 하질 않더군요. D&D만 해도 그렇습니다. 해외에서의 반응은 참으로 뜨거웠는데, 국내에서는 전문분야 의사가 아니라는 이유로 국내에서 개최되는 국제당뇨학회에서 제출한 서류심사부터 탈락을 시켜버리더군요.

2019년 한해를 해외 당뇨학회에서 여러 차례 발표하다 보니 관심 있는 당뇨학계의 국제적 명성가들이 자국회의나 자기들이 개최하는 국제당뇨학회에 와달라는 초청이 줄을 잇고 있었는데 말이죠. 한마디로 말해서 대표적인 당뇨약이나 당뇨환자용 인슐린 개발이 국내에서 이뤄진 것도 아닌 게 분명한 사실이고, 100% 수입해 처방만 하고 있는 현실에서도 우리 의료학계는 높은 벽만 계속 쌓아가고 있음을 아쉽게 생각하게 됩니다. 일단 의심부터 하지요. 그리고 일언지하에 무시하고 말도 안되는 소리라고 일축해 버립니다. "뭐? 디앤디? 췌장베타세포를 재생시켜? 무슨 허무맹랑한 말도 안 되는 소릴 해?"

인공지능 AI시대의 패러다임 전환(Paradigm Shift)

우리는 넘어야 될 기본틀이 하나 있습니다. 바로 기존의 패러다임이 바뀌고 있다는 사실입니다. 이제는 인공지능 AIArtificial Intelligence 시대입니다. 과거 책을 통해서 뭔가 얻던 시대는 이미 끝났다는 얘기입니다. 저 역시 의학을 한 줄도 배우지 않았던 사람으로 어떻게 이런 의학계 난제Dilemma in Medical Society를 해결했다 생각할 수 있을까요? 기본은 궁금증 내지 호기심Curiosity과 필요성 Necessity에서 출발했습니다.

징그럽고 흉측하다는 벌레를 가지고 미래 대체식량 즉 대체단백 질원을 연구한다 하니 사람들이 다 비웃었지요. "여기저기 먹을 것이 넘쳐나는데, 벌레를 왜 내가 먹냐? 너나 먹어라!" "그런 세상이 오면 그냥 죽을랜다."는 식으로, "에이 어떻게 우리가 그걸, 아니 내가 왜 그걸 먹어요?" 소스라쳐 움찔하거나 뒷걸음치는 사람들. 징그럽다며 손사래 치거나 쳐다보지도 않던 사람들. 사람들마다 의견과 반응이 가지각색 다양했습니다. 한가지 공통점은 미래식량이나 대체단백질 개념으로 일반인들이 받아들이기에는 오랜 세월이 지나야 가능하지, 이대로는 현실과의 괴리감으로 안 되겠다는 사실이었습니다.

그래서 연구의 방향을 틀었습니다. 바로 인체적 기능을 찾자는 것. 속된 표현으로 몸에 좋다면 '환장한다'는 우리네 통설을 따라

술이 세지고, 회춘하고, 예뻐지고 하는 류의 연구를 먼저 시작했었지요. UN의 고급정보를 한눈에 다 볼 수 있는 위치에 있던 저로서는 머뭇거릴 이유나 여유가 없었습니다. 반드시 미래를 위해 뭔가를 해야만 했었습니다. 왜냐하면 이미 선진 각국은 대학과 연구소에서 그리고 산업체에서 매우 활발히 추진되고 있음을 알고 있었으니까요. 새로운 분야에 발 맞춰 나란히 출발하지는 못할망정 또다시 뒤처지고 관련 연구를 태만히 하면 향후 국제표준화 또는 국가간 후대가 지불해야 될 로열티 문제로 귀결됨을 누구보다 피부로 느꼈고 잘 알고 있었기 때문입니다. 그것이 국민의 세금으로 국제사회에서 국제표준창출과 국익에 보탬이 되는 역할을 하라고 보내준 것에 대한 의무라고 생각했었기 때문입니다.

그래서 인터넷 의학공부를 시작했습니다. 타깃으로 최신의학 SCI 관련논문 수십~수백 편을 찾아 하나하나 바늘꿰기 하듯이 용어부터 정리하고 날을 새가며 한 문장 한 문장, 그리고 도표와 관련 기전설명들을 익힌 것이지요. 왜 그렇게 의학용어는 어렵고, 단어도 길고 긴지… 유사한 단어도 참 많고 어려웠습니다. 요즘 같은 컴퓨터화 시대가 아니거나 인공 빅데이터처리 시대가 아니었다면 제가 엄두도 못 낼 일이었지요. 정보화 시대, 인공지능 시대엔 필요한 정보를 누구나 얼마든지 쉽게 열람하고 익힐 수 있기 때문에 의학계 문외한인 저도 현대의학계 난제라 여겼던 '파괴된 췌장베타세포재생'의 물꼬를 트는 게 가능했다고 생각합니다.

우리 현실에서 기본적인 상식 하나를 말씀 드리고자 합니다. 매년 노벨생리의학상, 즉 노벨의학상 수상자가 발표되지요. 노벨의학상 수상자 전체 중에서 의사 출신 학자들이 몇 퍼센트나 되는지 아십니까? 놀라실 것입니다. 27~28%에 불과합니다. 72% 이상이 의사 출신 학자들이 아닙니다. 이제는 인공지능 시대입니다. 이 책을 읽거나 혹은 본인 스스로 1형 당뇨로 고생하는 젊은 사람들은 더욱 분발하여 희망을 가지시기 바랍니다. 디앤디D&D를 통해서 당뇨가 완치된다면 본인 스스로 겪어야만 했던 당뇨환자로서의 고통받았던 시간을 승화시켜 미래를 위한 값진 일, 특히 특별한 호기심이 있는 분야에 전력투구하세요.

D&D 해외기관인용 홈페이지 게재: DiabetesAsia.org

당뇨인구 8천만 명의 인도에서 발행되는 DiabetesAsia.org에서 한국인/이삼구 박사 연구 업적을 커버 사진으로 인용하고 있네요. 1형 당뇨로 '파괴된 췌장베타세포재생' 관련, 당뇨치료물질 D&D에 대한 비영리 해외기관의 관심에 감사하며, D&D가 당뇨합병증을 목전에 둔 전세계 4억 5천만 명에게 희망이 되길 기원합니다. (2019. 4. 20.)

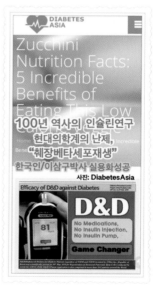

비영리해외기관의 D&D 홍보화면

아부다비 국제당뇨학회 성과

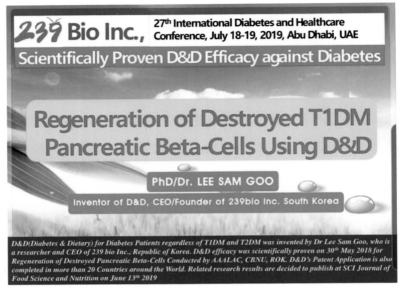

D&D의 췌장베타세포재생 발표화면, 2019년 7월 아부다비 UAE

　　27차 국제당뇨학회 UAE 아부다비, 조직위원회 조직위원/좌장/초청연사를 마치고 귀국하는 길. '세계 최초의 파괴된 췌장베타세포재생'의 성과가 국내보다는 해외 당뇨 전문의들의 사이에서 열띤 토론과 상세 질문, D&D기대감 등이 높다는 사실에 D&D발명자로서 매우 가슴 뿌듯한 국제 당뇨학회였습니다.

　　UAE아부다비 국제 당뇨학회의 가장 큰 성과는,
　1) 8월 말~9월 초 INDIA JABALPUR에 250명의 인도당뇨전문의들이 참여하는 국제당뇨학회발표에 아부다비_{Abu Dhabi} 현지

86

에서 학회총괄회장으로부터 초청연사 제안을 공식문서로 받았다는 것과,

2) 둘째는 동남아국가에서 26명의 당뇨전문의사 그룹이 학회에 참가하여 D&D를 본국에 수입할 수 있는지 타진을 해와 제약사대표와 1차협의를 마치고, 조만간 239바이오본사를 방문하기로 하였다는 것입니다. 하지만 안타깝게도 코로나로 인해 연기되고 있습니다.

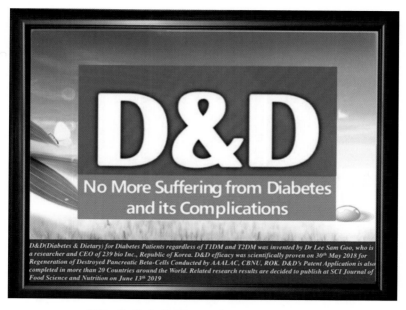

D&D, 당뇨와 당뇨합병증으로부터 더 이상 고통이 없기를

해외의 반응은 이렇듯 D&D 발명자에 대한 뜨거운 반응을 보이고 있는데, 국내 대학병원과 병원에서는 120여 명이 넘는 환자들의 완치 및 현저한 당뇨회복 사례의 증가에도 불구하고 그에 따른 반응이 미지근함에 안타깝습니다.

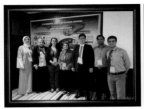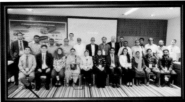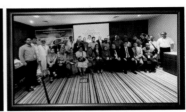

국제당뇨학회, 당뇨세션에 참석한 학자들과 함께

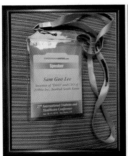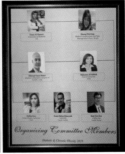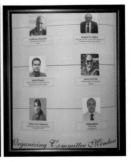

조직위원회 조직위원 / 초청연사 프로필 사진

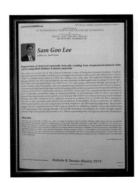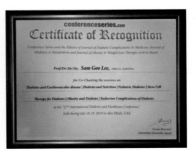

발표 후 감사패

국제당뇨학회 홈페이지에 게재된
D&D 발명가 이삼구 박사 소개

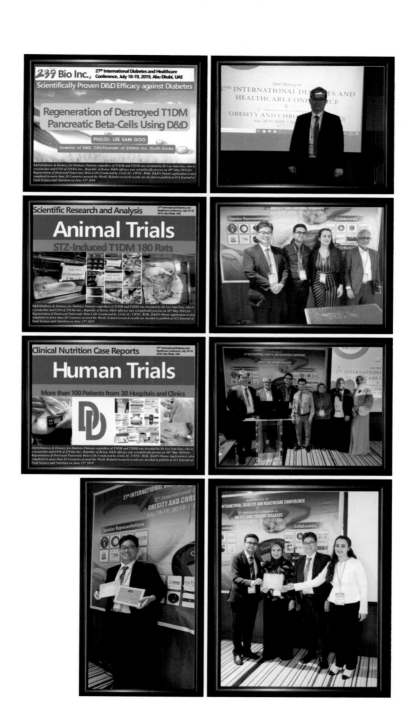

D&D, 전임상 / 임상 발표 자료 및 학회 감사패 수여 모습

인도국제당뇨학회와 D&D 환자임상

8천만 명의 당뇨환자국가이자 빈부격차가 가장 심한 국가 인도. 250여 명의 당뇨전문의들이 모여 개최되는 국제당뇨학회NDID, Jabalpur, India에 앞서서 이번 국제당뇨학회의 총회장인 닥터 아쉬쉬 뎅그라Dr. ASHISH DENGRA 병원에서 1형 당뇨환자TIDM 대상으로 D&D임상을 했습니다.

D&D에 대한 기초설명을 담당주치의사들이 환자들에게 사전교육을 했다라고 병원장인 닥터 아쉬쉬가 말해줬습니다. 후덥지근 고온다습한 9월의 날씨에 병원 안팎으로 줄지어 늘어선 환자들로 인산인해였습니다. 복도마다 꽉꽉 빼곡히 들어 차고, 계단까지 환자들이 앉아 있으며, 병원 진료실과 대기실에도 디앤디D&D의 주인공을 만나기 위해 환자가 꽉 차 있었습니다. 내뱉는 숨조차 답답할 만큼 숨 막히는 공기를 느낄 수 있었는데, 환자들이 손을 내밀고 정성을 다해 멀리서 온 저를 환영해 주셨습니다.

이날은 제가 왜 살아야 하는지 삶의 좌표를 찾을 수 있는 소중한 시간이 되었습니다. (2019.09.02.)

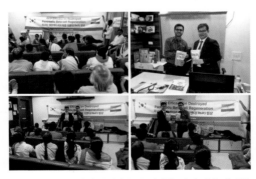

Dr. Ashish Dengra 당뇨종합병원에서 D&D임상을 하기 위해 대기하고 있는 환자들

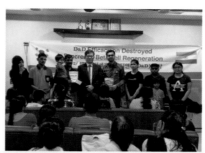

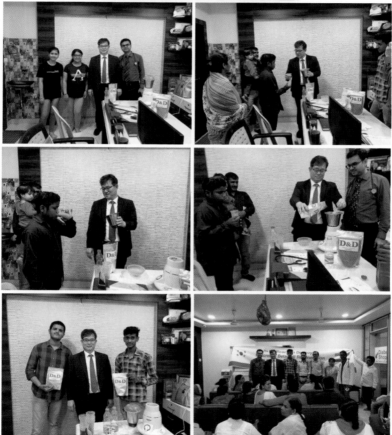

Dr. Ashish Dengra 당뇨전문병원에서 D&D임상을 마친 1형 당뇨 환자들과

인도 국제당뇨학회를 마치고

(India Jabalpur 2019. 09)

내분비내과전문의Endocrinologists, 심혈관계전문의Cardio vascular specialists, 외과전문의Surgical specialists, 당뇨전문의Diabetologists, 순환기내과전문의, 명성을 날리는 의대교수들을 포함하여 전문의 250여 명이 함께했습니다. 디앤디D&D가 국제무대에서 가장 큰 규모로 인정받는 시간이 되었고, 곧바로 영문 일간지에 기사화가 됐습니다.

참석자들의 D&D에 대한 관심이 상상을 초월했고, 앞으로 '노벨상'도 탈 것 같다며, 사진 찍자고 줄 서서 기다리는데 발표 시작 전부터 거의 하루종일 카메라 셔터 앞에서 포즈를 취해야만 했습니다. 당뇨약과 인슐린주사 회사들이 학회장에 각 부스를 차렸는데 홍보용 사진을 찍자는 이들의 제안을 뿌리칠 수 없어 100여 건의 요청에 응하다 보니 내가 여기 사진 찍으러 왔나 하는 생각이 들었습니다. 사진 찍히기 위해 억지로 웃다 보니 나중엔 입 근처 근육이 굳어버리는 현상까지 오더군요. 태어나서 그렇게 많이 사진 찍혀 보긴 첨이었습니다. 모두가 얘기합니다. 노벨상 탈 것 같다고. 싫진 않았습니다. (2019.09.03.)

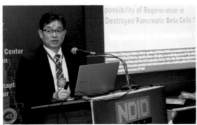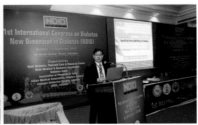

인도 국제당뇨학회 초청연사 발표, 2019년 9월

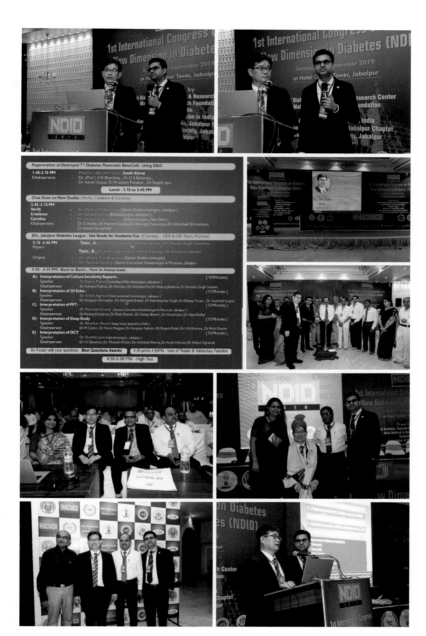

인도 자발푸르 국제 당뇨학회에서 D&D 췌장베타세포재생에 대한 발표를 하는 중

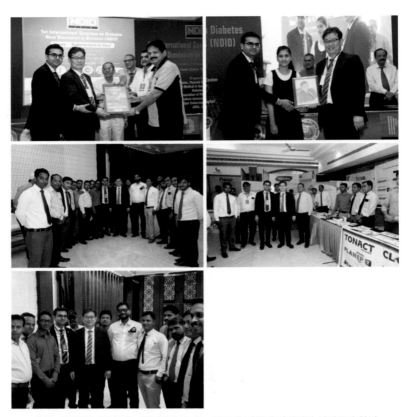

인도 자발푸르, 국제 당뇨학회장에서 당뇨 전문의, 다국적 제약회사 임원들과 함께

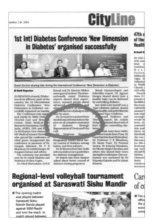

인도 영문 일간지에 소개된 이삼구 박사

• 바. 쿠알라룸푸르 식품영양학 국제학술대회(2019년 11월)

2019년 11월 쿠알라룸푸르Kuala Lumpur, Malaysia 국제식품영양학 국제학술대회2nd International Conference and Expo on Food & Nutrition 조직위원OCM과 좌장Chairman 그리고 초청 연사직Invited Speaker을 초대받고, D&D의 당뇨효능을 임상영양학 분야에서 발표하고 귀국했습니다.

디앤디D&D 연구를 하면서 맨 처음 알아야 했던 부분이 영양정보분석이었습니다. 인체에 대한 효능을 규명하기 전에 가장 기본이되는 것이 이 물질과 타 물질을 혼합했을 때 일어나는 시너지 반응으로 효과를 극대화 시킬 수 있는지를 먼저 파악해야만 되었기 때문입니다.

처음 분석하고 나서 발견한 흥미로운 사실은 D&D 물질의 총폴리페놀 함량이었습니다. 나중에 이 유효 성분의 존재를 두고 정부지원 R&D사업 심사위에서 또 한차례 공방이 벌어집니다. 국가공인 인증 시험기관에서 발행한 공인시험성적서를 보고도 믿지 못하겠다 하더군요. 제출된 서류 자체를 의심하고 전체 심사위원들에게 이건 절대 나올 수 없는 것인데, 어떻게 이런 데이터를 신뢰할 수 있겠느냐 하면서 횡설수설하던 사람. 제가 그 자리에서 한마디하고 싶었습니다. 고 정주영 현대그룹 명예회장의 어록인 "이봐, 해봤어?"라고 말입니다. 사실, 일반인에게도 총폴리페놀의 영양학적 우수성은 잘 알려져 있지요. 바로 항산화Antioxidant작용, 항염Antiinflammatory작용, 항암Anticancer작용 및 항노화Antiaging작용입니다.

이런 의미에서 쿠알라룸프르 국제식품영양학학술대회ICFN 2019에서 임상영양학Clinical Nutrition 분야에 D&D가 식품으로 갖는 우월성을 발표하고 국제적인 인사들과 교류의 물꼬를 트게 된 것은 큰 수확이었습니다.

쿠알라룸프르 ICFN2019에서 발표주제 역시 '파괴된 췌장베타세포재생Regeneration of Destroyed Pancreatic Beta Cell'으로 발표 첫 화면을 의학의 아버지Father of Medicine인 히포크라테스Hippocrates의 어록 "음식이 약이 될 것이고, 약이 음식이 될 것이다Let thy food be thy medicine, and let thy medicine be thy food."를 인용했습니다. 우리나라에도 널리 알려진 "약과 음식은 근원이 같다."는 '약식동원藥食同源'의 뜻을 풀면 의학의 아버지 히포크라테스가 말한 부분과도 일맥상통하지요. 국제식품영양학회에서 D&D와 약식동원 그리고 히포크라테스의 사상이 결합된 발표, 참 뿌듯한 시간이 되었습니다.

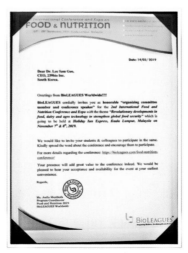

국제식품영양학회 초청장, 2019년 11월

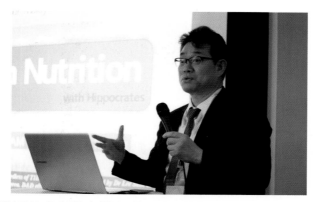

ICFN 2019. 국제식품영양학회 발표 모습(쿠알라룸푸르, 말레이시아 2019.11)

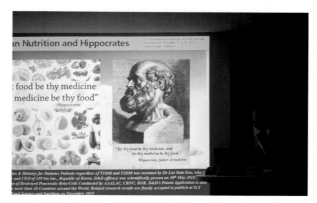

의학의 아버지 히포크라테스의 "음식이 약이 되고, 약이 음식이 된다" 어록 설명

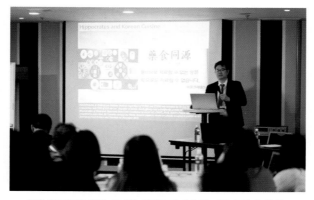

한국 "약식 동원"의 의미를 히포크라테스의 어록과 함께 설명

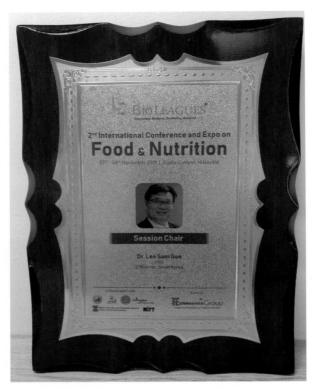

ICFN 2019 국제식품영양학회 임상영양학 분야 초청연사 발표 감사패

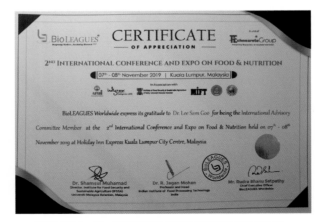

ICFN 2019 국제식품영양학회 국제자문위원회 위원 감사장

▪ 사. D&D, '파괴된 췌장베타세포재생'에 대한

일본특허등록(D&D 3종 모두 특허등록 됨)(2020년 5월 11일)

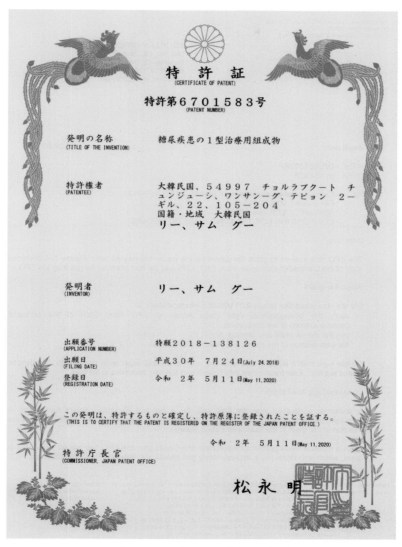

2020년 5월 디앤디(D&D) 일본특허등록증

CABINET CHAILLOT
■ PATENTS, TRADEMARKS, DESIGNS

Since 1985
ISO 9001 Quality Certification

French Patent, Trademark & Design Attorneys
European Patent Attorneys
European Trademark & Design Attorneys

G. Chaillot – Ing. ESCIL, CPI, EPA, EUTMA
J. Desrois – Ing. ENSCMu, CPI, EPA, EUTMA
N. Dufay – Ing. ENSICaen, DESS, MEng, CPI, EPA, EUTMA
D. Chaillot – Ing. ENSAM, MSc, CPI, EPA, EUTMA
J. Delorme – Ing. ENSICaen, CPI
P. E. Bouffard – Ing. ENSIACET, CPI
O. Le Guyader – Dr Univ. Paris VI, EPA
G. Di Vita – Dr, Ing. ENSCI, EPA

JKH IP LAW OFFICE
Unit 203, 59, Daehak-ro
Yuseong-gu, Daejeon 34168
REPUBLIC OF KOREA
Attention: Mr. LEE Yu-Mi

email only   03/08/2020

Y/Ref   **OPJ201802EP**
O/Ref   **B24543EP**

Re   European patent application 18184987.8 / EP 3574912
        Filing date   23/07/2018
        Applicant   LEE, Sam Goo
        COMPOSITION FOR TREATING DIABETIC DISEASE

Dear Sirs,

The EPO now intends to grant the patent for the above-referenced case. Please find enclosed
copy of the Communication under Rule 71(3) EPC and the text intended for grant by the EPO.

Steps for grant

We are now requested before **22/11/2020 (unextendable)**, to:
– verify the bibliographical data (page Annex to EPO Form 2004 of the enclosed
  communication) of the application,
– pay the fee for grant and printing, and
– file a translation of the claims into French and German.

Please note that it is still possible at this step to amend application documents. If amended
claims are filed, their translations into French and German also have to be filed.

Divisional application(s)

A divisional application may be filed only for a pending European patent application. A
European patent application is considered as pending until the day before the publication of the
mention of the grant in the European Patent Bulletin.

Such a mention takes places approximately one month after the EPO has issued a decision to
grant, which also takes place approximately one month after response to Communication 71(3)
EPC has been filed.

Main Office: 16/20 av de l'Agent Sarre – BP 74 – F 92703 COLOMBES Cedex – Tel: +33 1 41 19 27 77
Branch Offices: 73 bd du Maréchal Leclerc – F 85000 LA ROCHE-SUR-YON – Tel: +33 2 51 41 38 54
                Marbotte Plazza, 2B av de Marbotte – F 21000 DIJON – Tel: +33 3 80 73 28 34
                21 bd Georges Périn – F 87000 LIMOGES – Tel: +33 5 55 05 98 04
                108 avenue de Bretagne – F 76100 ROUEN – Tel: +33 2 35 63 15 37
                7 avenue François Mitterrand – F 72000 LE MANS – Tel: + 33 2 43 87 77 79
                3 avenue Julien – F 63000 CLERMONT-FERRAND – Tel: + 33 4 73 16 49 92
                2 square La Fayette – F 49000 ANGERS – Tel : + 33 2 52 35 09 79

eFax: +33 1 47 85 84 49
www.chaillot.com
cabinet@chaillot.com

유럽연합 특허등록 결정문 1

Without specific instructions from you, we shall not remind you the due date to file a divisional application for this European patent application.

Steps after grant: important note regarding validation

Since entry into force of the London Agreement, the filing of a translation of the specification is not required anymore for validation of a granted European patent in some countries. However, renewal fees still have to be paid in each country where the European patent should be in force.

1. States for which no translation at all is required:
- France   - Germany   - Ireland   - Luxembourg   - Belgium
- Monaco   - Switzerland and Liechtenstein   - United Kingdom

2. States requiring the translation of the European patent claims only into their official language:
- Denmark (Danish)   - Iceland (Icelandic)   - Lithuania (Lithuanian)
- Latvia (Latvian)   - Netherlands (Dutch)   - Slovenia (Slovene)
- Sweden (Swedish)   - Croatia (Croatian)   - Hungary (Hungarian)
- Macedonia (Macedonian) - Finnish (Finland)   - Norway (Norwegian)

If you wish to validate the European patent in Malta, no translation is required but the English text must be filed with a request for validation.

We are now waiting for your instructions relating to this file, together with the payment for the fee for grant and printing fee (960 € (official fee) + 350 € (our service charges)) preferably before 22/10/2020. To this end, you may use the order form hereafter.

Our fee for the translation of the claims is as follows:
- from English into French: 15 €/100 English words,
- from English into German: 15 €/100 English words.

You will also find enclosed estimated costs for the grant phase, as well as validations in all the designated states.

We draw your attention to the followings items:
- for some states, the cost depends on the number of pages of the translated patent, therefore the actual cost may differ from our estimate,
- the agents' fees are indicated without any late filing, therefore in case you provide your instructions for validation, or send us the original powers too late, the cost may increase with respect to the estimated cost;
- for translation cost, the amounts are indicated only as information, as often the actual final cost invoiced may be based on the number of words in the target language.

Yours sincerely,

Cabinet Chaillot

Encl.: - EPO Communication under Rule 71(3) EPC

European Patent Office
80298 MUNICH
GERMANY
Tel: +49 89 2399 0
Fax: +49 89 2399 4465

Cabinet Chaillot
16/20, avenue de l'Agent Sarre
B.P. 74
92703 Colombes Cedex
FRANCE

Formalities Officer
Name: Striese-Kiepe, C
Tel: +49 89 2399 - 2164
or call
+31 (0)70 340 45 00

Application No. 18 184 987.8 - 1112	Ref. B24543EP	Date 22.07.2020
Applicant Lee, Sam-Goo		

Communication under Rule 71(3) EPC

1. Intention to grant

You are informed that the examining division intends to grant a European patent on the basis of the above application, with the text and drawings and the related bibliographic data as indicated below.

A copy of the relevant documents is enclosed.

1.1 In the text for the Contracting States:
AL AT BE BG CH CY CZ DE DK EE ES FI FR GB GR HR HU IE IS IT LI LT LU LV MC MK MT NL NO PL PT RO RS SE SI SK SM TR

Description, Pages

1-45   as originally filed

Claims, Numbers

1-3   filed in electronic form on   30-03-2020

Drawings, Sheets

1/15-15/15   as originally filed

With the following amendments to the above-mentioned documents proposed by the division

Description, Pages   6, 7, 45
Claims, Numbers   1-3

Comments

Registered letter
EPO Form 2004C 07.20CXP

유럽연합 특허등록 결정문 3

102

Europäisches
Patentamt
European
Patent Office
Office européen
des brevets

European Patent Office
80298 MUNICH
GERMANY
Tel: +49 89 2399 0
Fax: +49 89 2399 4465

Annex to EPO Form 2004, Communication pursuant to Rule 71(3) EPC

Bibliographical data of European patent application No. 18 184 987.8

For the intended grant of the European patent, the bibliographical data are set out below, for information:

Title of invention:	– ZUSAMMENSETZUNG ZUR BEHANDLUNG EINER DIABETISCHEN ERKRANKUNG – COMPOSITION FOR TREATING DIABETIC DISEASE – COMPOSITION POUR TRAITER UNE MALADIE DIABÉTIQUE
Classification:	INV. A61K36/8962 A61K35/64 A61K36/185 A61K36/70 A61K35/63 A61P3/10
Date of filing:	23.07.2018
Priority claimed:	KR / 30.05.2018 / KRA20180061788
Contracting States* for which fees have been paid:	AL AT BE BG CH CY CZ DE DK EE ES FI FR GB GR HR HU IE IS IT LI LT LU LV MC MK MT NL NO PL PT RO RS SE SI SK SM TR
Extension States* for which fees have been paid:	BA ME
Validation States* for which fees have been paid:	KH MA MD TN
Applicant(s)**:	Lee, Sam-Goo 105/204 (SK View Apartment) 22 Taepyeong 2-gil Wansan-gu Jeonju-si, Jeollabuk-do 54997 KR
Inventor(s):	Lee, Sam-Goo 105/204 (SK View Apartment) 22 Taepyeong 2-gil Wansan-gu Jeonju-si, Jeollabuk-do 54997 KR

---

*) If the time limit for the payment of designation fees according to Rule 39(1) EPC has not yet expired and the applicant has not withdrawn any designation, **all Contracting**

유럽연합 특허등록 결정문 4

- 자. 핀란드 헬싱키 의과대학 야코 투오밀레흐토(Jakko Tuoilehto)
  교수와 D&D 임상 MOU 체결(2020년 1월 21일)

(Clinical Trials agreement with Dr Jaakko Tuomilehto at Faculty of Medicine, University of Helsinki, Finland on D&D for Pancreatic Beta Cell Regeneration)

　디앤디의 췌장베타세포재생에 대한 2019년 12월 11일 SCI 국제 논문 게재에 이어서, 중증당뇨환자를 대상으로 하는 1차 임상협의 를 핀란드 헬싱키대학교 의과대학, 노벨의학상 후보자이신 야코 교 수팀과 2020년 1월 20일 마쳤고, 1월 21일 임상지원 스텝들이 참여 하는 본 협의(세부 프로토콜 포함)를 착수하였습니다. Helsinki Finnland Jan 20th, 2020(2020. 1. 20.)

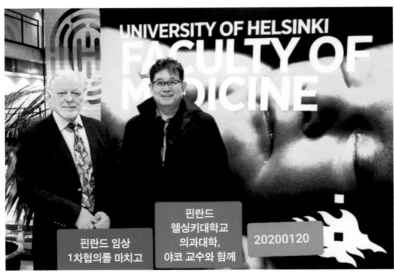

핀란드 헬싱키의과대학 임상 MOU 체결, 2020년 1월

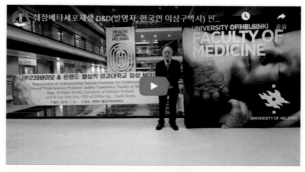

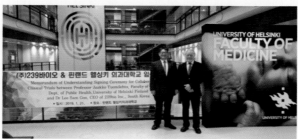

야코 교수님의 D&D 연구임상 MOU 환영사 동영상

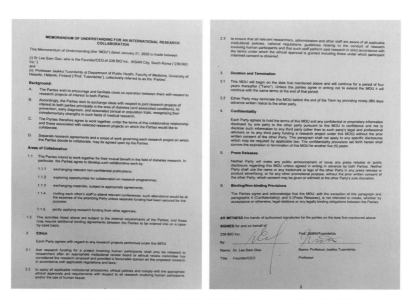

핀란드 헬싱키 의과대학 야코 투오밀레흐토 교수님과 당뇨환자 임상 협약서

· 차. 췌장베타세포재생 디앤디(D&D)의 의학박사 학위논문을 준비하며

핀란드 헬싱키 의과대학의 노벨생리의학상(노벨의학상) 후보인 야코 투오밀레흐토Prof. Jaakko Tuomilehto 교수님의 의학박사과정생인 이란 출신 심혈관 분야 레자Reza 연구원이 췌장베타세포재생물질 디앤디에 대하여 세부적인 연구를 수행, 본인의 의학박사 학위논문(심혈관계 심장학분야)으로 쓰고 싶다는 의견을 2020년 7월 21일 전해왔습니다. 물론 여러 전문가(닥터 라제시 잰)와 상의를 마친 후 저에게 허락과 도움을 구하는 내용이었습니다. 저로서는 그야말로 천군만마를 얻은 셈이지요.

국내에서는 전국의 여기저기 대학병원에서 디앤디를 먹고 1형 당뇨가 완치되었다는 후기를 전해왔습니다. 불과 최소 5~15일 만에 디앤디의 효과가 입증된 셈이지요. 디앤디를 먹은 당뇨 환자들은 더는 인슐리 주사를 맞지 않아도 되었습니다. 인슐린 주사를 30~100단위까지 맞던 환자들은 주사를 떼고 기뻐했습니다. 더군다나 간 기능, 신장 기능, 혈관 기능, 자가면역 기능, 당화혈색소, 쎄펩타이드, 갑상선 기능, 공복과 식후 혈당, 당뇨 환자의 탈모예방기능도 정상화되어 갔습니다. 디앤디 복용 환자들의 변화를 1년 이상 추적하고 관찰했습니다. 디앤디를 복용한 완치자들이 여기저기 나타나는 상황에서도 디앤디의 존재감을 모른 채 그저 침묵하는 국내의료계의 현실을 생각해보면 해외에서의 반응은 매우 고무적입니다.

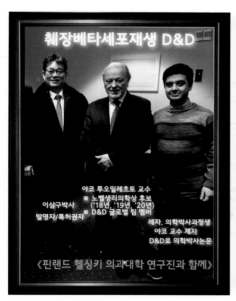

쵀장베타세포재생 D&D

야코 투오밀레흐토 교수
※ 노벨생리의학상 후보
('18년, '19년, '20년)
※ D&D 글로벌 팀 멤버

이삼구박사
발명자/특허권자

레자, 의학박사과정생
야코 교수 제자
D&D로 의학박사논문

《핀란드 헬싱키 의과대학 연구진과 함께》

D&D 연구결과를 바탕으로 의학박사 학위논문을
준비 중인 핀란드 헬싱키 의과대학
박사과정 연구원과 함께

Dear Dr.Lee ,greetings.
As Dr.Rajesh may briefly
explained ,I am a student of
University of Helsinki now
under the supervision of
Dr.Jaakko,the subject Rajesh
proposed is truly interesting
to me , D & D research lab
based project would be a
great success ,we could
incorporate Biomarkers If
you agree ,this project can be
my PhD thesis in Helsinki
with your support and help .

14:07

D&D 연구결과를 바탕으로 의학박사 학위논문을
준비하고 싶다는 요청 서신

Hi Dr.
Good morning
See here please :
Prognostic utility of
promarker D ,a novel
diagnostic test that
combines a panel of plasma
biomarkers
(apoA4 ,CD5L,and IGFBP3)
with clinical variables
(age,HDL Cholestrol and
eGFR)
to accurately predict future
renal decline in people with
T2DM.
Promarker D may be useful
for risk stratification in
clinical trials and can aid
clinical decision making by
identifying at risk individuals.

That makes sense,and I
knew this fact and was
thinking about a novel Idea to
add to your project ,
My previous project was
SGLT2 inhibitors,
Empagliglizin ,that Dr.Jaakko
knows very well ,we could
select 50 extra diabetes Typd
2 and administer Empa ,then
the analogy between these 3
groups can be done,plus
Biomarkers that I have
mentioned to you and
Dr.Jaakko as well .
If you agree you can tell him
,if not please wait and
together we can consider to
find another novel Idea to
add to ur project .Rajesh also
is extremely knowledgable,
and we can consult with him

D&D 의학박사 학위논문관련 협의

Received: 26 March 2019 | Revised: 26 May 2019 | Accepted: 13 June 2019

DOI: 10.1002/fsn3.1323

ORIGINAL RESEARCH

Food Science & Nutrition   WILEY

Glucose-lowering effect of *Gryllus bimaculatus* powder on streptozotocin-induced diabetes through the AKT/mTOR pathway

※D&D 발명자 이삼구박사는 국제인증기관(AAALAC)에 과학적 기전 규명 연구용역을 위탁하여 연구비를 지급한 당사자로 본 논문과 이해충돌관계가 발생함으로 저자로는 불가하고 본문에 D&D 권리관계를 명시함.

Seon-Ah Park[1] | Geum-Hwa Lee[1] | Hwa-Young Lee[1,2] | The-Hiep Hoang[1,2] | Han-Jung Chae[1,2]

[1]Non-Clinical Evaluation Center, Biomedical Research Institute, Chonbuk National University Hospital, Jeonju, Chonbuk, South Korea

[2]Department of Pharmacology and Institute of New Drug Development, School of Medicine, Chonbuk National University, Jeonju, Chonbuk, South Korea

Correspondence
Han-Jung Chae, Non-Clinical Evaluation Center, Biomedical Research Institute, Chonbuk National University Hospital, Jeonju, Chonbuk 54907, South Korea.
Email: hjchae@chonbuk.ac.kr

Funding information
This study was supported by the Collaborative R&BD program (2017) of the Agency for the Korea National Food Cluster (AnFC), Korea.

Abstract

This study was carried out to elucidate the antidiabetic effects of *Gryllus bimaculatus* powder using a streptozotocin (STZ)-induced rat model of type I diabetes. Administration of the insect powder significantly rescued representative diabetes markers (i.e., insulin and C-peptide) in STZ-treated rats. Improved glucose tolerance test (GTT) and insulin tolerance test (ITT) results were also observed, indicating that *Gryllus bimaculatus* powder exerts antidiabetic effects. *Gryllus bimaculatus* powder administration rescued STZ-induced alterations in both islet morphology and insulin staining patterns. The extract increased antiapoptotic Bcl2 expression and decreased proapoptotic Bax and active caspase 3 expressions. In addition, the *Gryllus bimaculatus* powder supplementation enhanced AKT/mTOR pathway, a key marker of the state of anabolic metabolism, and its downstream effector, mTOR. Collectively, our results suggest that *Gryllus bimaculatus* contributes to the maintenance of pancreatic β-cell function and morphology against a diabetic state through the regulations against apoptosis and anabolic metabolism.

KEYWORDS

AKT/mTOR, Bax, Bcl2, Diabetes, *Gryllus bimaculatus*

1 | INTRODUCTION

Diabetes mellitus refers to a group of metabolic disorders that include diseases exhibiting increased blood sugar levels resulting from inadequate insulin secretion or insulin resistance (Novikova et al., 2013; van Belle, Coppieters, & Herrath, 2011). Type 1 diabetes (T1D) is a chronic autoimmune disease characterized by selective autoimmune-mediated destruction of β-cells in pancreatic islets, gradually leading to absolute insulin deficiency (Novikova et al., 2013; van Belle et al., 2011). Life-long insulin administration is necessary for patients with T1D. To help manage diabetes and improve the quality of life and nutritional balance of T1D patients, nutrition-based functional foods are recommended.

A streptozotocin (STZ)-induced animal model has been suggested as an appropriate method to examine the efficacy of foods that can ameliorate T1D (Deeds et al., 2011; Shen et al., 2012; Zhang et al., 2014). STZ is a glucosamine–nitrosourea compound that enters pancreatic β-cells through oxidation, leading to the formation of superoxide radicals; as a result, hydrogen peroxide and hydroxyl radicals are produced (Eleazu, Eleazu, Chukwuma, & Essien, 2013; Lenzen, 2008), and STZ inhibits aconitase activity and causes the release of toxic nitrogen oxides that damage DNA. Most importantly, STZ toxicity results in pancreatic β-cell necrosis (Lenzen, 2008; Sakuraba et al., 2002).

Among the highly nutritious functional food sources, insects such as crickets are ranked 4th globally. Cricket production efficiency is relatively high (80%) compared to beef (40%), pork (55%), and poultry (55%). Furthermore, insects are emerging as an alternative to animal protein (Kouřimská & Adámková, 2016). Ahn et al. (2005) reported that the cricket _Gryllus bimaculatus_ contains unsaturated fatty acids that can be used both as food and as a remedy for fever, diarrhea, kidney stones, and hypertension. In addition, reports have suggested that the ethanol extract of _Gryllus bimaculatus_ is not toxic to humans (Lee et al., 2016; Ryu et al., 2016). Consequently, this study was conducted to determine whether intake of _Gryllus bimaculatus_ powder could contribute to the recovery of pancreatic cell function and its associated antidiabetic condition in an STZ-induced rat model of T1D.

2 | MATERIALS AND METHODS

2.1 | Materials

STZ, glucose, insulin, and hematoxylin and eosin Y solution were purchased from Sigma-Aldrich (St. Louis, MO, USA). A C-peptide ELISA Kit was purchased from BioVision (Eugene, OR, USA). A rat/mouse insulin ELISA Kit was purchased from Merck Millipore (EMD Millipore, Darmstadt, Germany). For immunoblotting, antibodies against β-actin, p-AKT, and Bax were purchased from Santa Cruz Biotechnology (Santa Cruz, CA, USA). AKT, p-AKT, p-p70S6K, 4EBP1, p-4EBP1, mTOR, p-mTOR, Bcl2, insulin, and cleaved caspase 3 were purchased from Cell Signaling Technology (Beverly, MA, USA). A commercial brand of _Gryllus bimaculatus_ powder under the name "D&D (Diabetes & Dietary, Inventor: Dr Lee Sam Goo, South Korea)" was obtained from 239bio Inc. (Ixsan, Chonbuk, South Korea). To create the powder, the growth period of _Gryllus bimaculatus_ was limited to a maximum of 35 days. Crickets were subjected to a 3-day defecation period, washed three times in distilled water, and then freeze-dried. The freeze-dried _Gryllus bimaculatus_ were homogenized, and the powder was stored at −20°C for 4 weeks. Powder manufacturing is based on patents belonging to 239bio

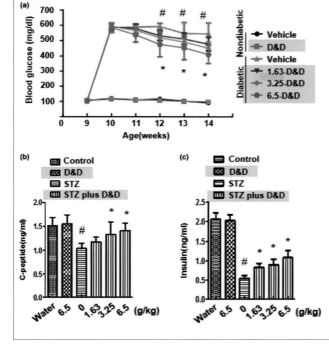

FIGURE 1 Effects of _Gryllus bimaculatus_ powder on blood glucose, plasma C-peptide, and plasma insulin levels in an STZ-induced diabetic rat model. Eight-week-old rats were injected intraperitoneally with a single dose of freshly prepared STZ (65 mg/kg). The control group was injected with the same volume of citrate buffer only. After confirming the diabetic condition, the control group was fed only a high dose of the _Gryllus bimaculatus_ powder (6.5 g/kg), whereas the diabetic group was fed varying doses of the powder (1.63, 3.25, and 6.5 g/kg) twice daily. The fasting glucose level was measured as described in the Materials and Methods (a). Plasma C-peptide levels (b) and insulin levels (c) were measured as described in the Materials and Methods. Values are means ± SEM. n = 8; #p < .05 versus control group *p < .05 versus STZ groups

Inc., Korea, with the following registration numbers: 10-1686179, 10-1663202, 10-1702851, 10-1716766, 10-1716763, 10-1773851, and 10-1809451).

2.2 | Animals

Eight-week-old male SD rats were purchased from Saeron Bio Inc. (Uiwang-si, Gyeonggi-do, Korea). All animals were housed at 18–25°C under a 12-hr light/dark cycle and allowed ad libitum access to food and water. After 1 week of acclimatization, the rats were injected intraperitoneally (IP) with a single dose of freshly prepared STZ (65 mg/kg, Sigma-Aldrich; 0.05 M citrate buffer; pH 4.5) to induce T1D. The control group was injected with an equal volume containing only citrate buffer. Diabetes was confirmed 7 days postinjection by measuring blood glucose levels with an Accu-Chek glucometer (Roche, Boston, MA, USA). Blood glucose levels were measured once a week on the day prior to Gryllus bimaculatus powder administration (Ryu et al., 2016). The control group was fed only the highest dose (6.5 g/kg) of Gryllus bimaculatus powder, while the diabetic group was fed various doses (1.63, 3.25, and 6.5 g/kg) twice a day (10:30 and 16:00). The control group was fed an equal volume of water.

2.3 | Blood glucose measurements, intraperitoneal glucose tolerance tests, and insulin tolerance tests

Blood glucose measurements, intraperitoneal glucose tolerance tests (GTTs), and insulin tolerance tests (ITT) were performed as previously described (Cho, Zhou, Sheng, & Rui, 2011). Briefly, blood glucose levels were measured weekly in rat tail blood samples, starting with oral administration of Gryllus bimaculatus powder. GTTs were performed 2 days before euthanasia, and the assays were performed at 09:00 after 12 hr of fasting (food was withdrawn at 21:00 the previous night). A 10% glucose solution (1 g/kg) was given as a bolus IP injection, and tail blood samples were collected at 0, 15, 30, 45, 60, 90, and 120 min postadministration for determination of blood glucose levels. A similar procedure was performed for the ITTs at 08:00 after 4 hr of fasting (food was withdrawn at 04:00). Insulin (0.75 U/kg) was administered as a bolus IP injection, and blood glucose levels were determined at 0, 15, 30, 45, 60, 90, and 120 min postinjection.

2.4 | Immunohistochemical staining

Immunohistochemical staining was performed as previously described (Chau et al., 2017; Franko et al., 2016; Song et al., 2010). For the analysis, rat pancreases were fixed in a 3.7% formaldehyde solution, dehydrated in a graded ethanol series, embedded in paraffin (Leica, Wetzlar, Germany), and sectioned into 4-µm slices. For H&E staining of the pancreas, sections were first stained with hematoxylin for 2 min and then eosin (Sigma-Aldrich) for 5 min after a 10-min

wash. For insulin staining in the pancreas islets, sections were incubated with an insulin antibody (1:100, Santa Cruz Biotechnology). Insulin expression was detected with 3-amino-9-ethylcarbazole (AEC; Dako, Santa Clara, CA, USA), and the nucleus was then stained with hematoxylin.

2.5 | Immunoblotting

Total protein was extracted from the pancreas using a lysis buffer (150 mM NaCl, 0.5 M Tris-HCl, 2.5% deoxycholic acid, 10% NP-40, and 10 mM EDTA; pH 7.4). Samples were separated by 10%–13% sodium dodecyl sulfate (SDS)–polyacrylamide gel electrophoresis (PAGE) and transferred to PVDF membranes (Bio-Rad). The membranes

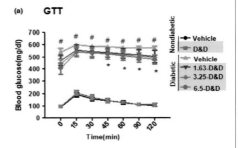

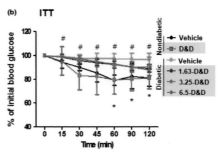

FIGURE 2 Effects of Gryllus bimaculatus powder on glucose (glucose tolerance test; GTT) and insulin tolerance (insulin tolerance test; ITT) states. Eight-week-old rats were injected intraperitoneally with a single dose of freshly prepared STZ (65 mg/kg). The control group was injected with an equal volume of citrate buffer only. After confirming the diabetic condition, the control group was fed a high dose of the Gryllus bimaculatus powder (6.5 g/kg) and the diabetic group was fed varying doses of the powder (1.63, 3.25, and 6.5 g/kg) twice daily. The GTT (a) and ITT (b) were performed as described in the Materials and Methods. Values are means ± SEM. n = 8; $^{\#}p < .05$ versus control groups; $^{*}p < .05$ versus the STZ group

were incubated with the specific primary antibodies (Bax, Bcl2, AKT, p-AKT, p70S6 kinase, p-p70S6 kinase, 4EBP1, p-4EBP1, mTOR, p-mTOR, cleaved caspase 3, and β-actin, 1:1,000 to 1:2,000) overnight at 4°C, followed by incubation with a horseradish peroxidase–IgG-conjugated secondary antibody for 1 hr at room temperature. The signals were visualized using X-ray film (GE Healthcare, Amersham, Buckinghamshire, UK). Protein expression was analyzed using band detection software in ImageJ (NIH, MD, USA).

2.6 | Statistical analysis

All values are expressed as means ± SEM. A t test was used for all groups. Statistical calculations, plotting, and curve fitting were performed using Origin 7.0 (OriginLab Co., MA, USA). A P value < 0.05 was considered significant.

3 | RESULTS AND DISCUSSION

3.1 | Effects of *Gryllus bimaculatus* powder on blood glucose, plasma C-peptide, and plasma insulin levels in STZ-induced diabetic rats

Gryllus bimaculatus powder was administered to STZ-induced diabetic rats to confirm its effect on blood glucose. Blood glucose levels in STZ-induced diabetic rats were significantly higher compared to the control group, whereas the levels were decreased in

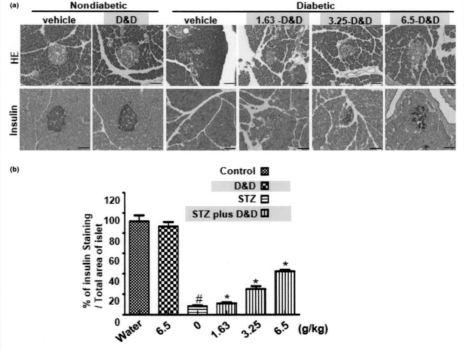

FIGURE 3 Effects of *Gryllus bimaculatus* powder on pancreatic function and morphology. Eight-week-old rats were injected intraperitoneally with a single dose of freshly prepared STZ (65 mg/kg). The control group was injected with an equal volume of citrate buffer only. After confirming the diabetic condition, the control group was fed a high dose of the *Gryllus bimaculatus* powder (6.5 g/kg), whereas the diabetic group was fed varying doses of the powder (1.63, 3.25, and 6.5 g/kg) twice daily. Hematoxylin and eosin (H&E) immunohistochemistry (top; ×200 magnification) and immunohistochemical staining with an anti-insulin antibody (bottom; ×200 magnification) of isolated pancreases from the vehicle and *Gryllus bimaculatus* powder-administered nondiabetic rats and from the vehicle and *Gryllus bimaculatus* powder-administered diabetic rats (a). Quantification analysis of the positive insulin staining pancreatic islets (b). Values are means ± SEM. n = 3; #p < .05 versus control groups; *p < .05 versus STZ groups

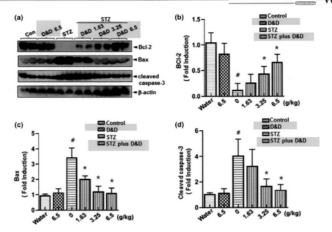

FIGURE 4 Effects of *Gryllus bimaculatus* powder on pancreas damage resulting from STZ-induced diabetes. Eight-week-old rats were injected intraperitoneally with a single dose of freshly prepared STZ (65 mg/kg). The control group was injected with an equal volume of citrate buffer only. After confirming the diabetic condition, the control group was fed a high dose of *Gryllus bimaculatus* powder (6.5 g/kg), whereas the diabetic group was fed varying doses of the powder (1.63, 3.25, and 6.5 g/kg) twice daily. Immunoblotting with anti-Bcl2, anti-Bax, and anti-cleaved caspase 3 antibodies was performed on pancreases isolated from the vehicle-administered and *Gryllus bimaculatus* powder-administered nondiabetic rats and from the vehicle-administered and *Gryllus bimaculatus* powder-administered diabetic rats, as described in the Materials and Methods (a). Quantification analysis of Bcl2 (b), Bax (c), and cleaved caspase 3 expression (d). Results were standardized to the expression of β-actin at the indicated administered weight. Values are means ± SD. $n = 3$; $^{\#}p < .05$ versus control groups; $^{*}p < .05$ versus STZ groups

a concentration-dependent manner (Figure 1a). Markers of T1D, including serum C-peptide and insulin levels, were significantly decreased in the STZ-induced diabetes group compared to the nondiabetic group (Figure 1b,c). The *Gryllus bimaculatus* powder-treated group presented a dose-dependent rescue of the levels of these markers, showing that *Gryllus bimaculatus* powder has a glucose-lowering effect in the T1D rat model.

Administering STZ to rats resulted in increased blood glucose levels and decreased plasma or serum insulin levels (Beppu et al., 2003; Cho et al., 2011; Deeds et al., 2011; Lenzen, 2008; Szkudelski, 2001; Zhang et al., 2014). Nonclinical studies have recently been conducted to verify whether edible insects improve diabetes. Edible insects known to exert hypoglycemic effects include silkworms (*Bombyx mori*), mealworms (*Tenebrio molitor*), beetles (*Protaetia brevitarsis*), and crickets. Studies on silkworms (Rattana, Katisart, Butiman, & Sungthong, 2017) showed that fibroin and sericin in silkworm powder lowered plasma glucose levels (Rattana et al., 2017). *Gryllus bimaculatus* is reported to contain unsaturated fatty acids, essential fatty acids, and a high protein content, as well as to markedly boost immunity (Grapes, Whiting, & Dinan, 1989; Kim et al., 2016). The administration of the *Gryllus bimaculatus* extracts containing these compounds was shown to lower blood glucose levels and exert a preventive effect against the loss of β-cells.

3.2 | Effects of *Gryllus bimaculatus* powder on glucose and insulin tolerance states

Impaired glucose tolerance (IGT) is a prediabetic state of hyperglycemia that is associated with insulin resistance. In the last week of the experiment, a glucose tolerance test was performed on the rats to evaluate insulin sensitivity. As shown in Figure 2a, glucose tolerance was impaired in the STZ-induced diabetes group, but this impairment was significantly rescued in the *Gryllus bimaculatus* powder-treated group. To determine insulin sensitivity in the presence of *Gryllus bimaculatus* powder, an insulin tolerance test was separately applied to the model. As expected, treatment with the *Gryllus bimaculatus* powder enhanced insulin sensitivity in the STZ-induced diabetes model (Figure 2b).

Although the study was performed based on a T1D model, glucose and insulin sensitivities confirmed the response to glucose and insulin, suggesting that the *Gryllus bimaculatus* powder exerted a beneficial effect against insulin resistance (Figure 2a,b). However, only the highest dose of the *Gryllus bimaculatus* powder (6.5 g/kg) elicited a significant ameliorating effect against insulin resistance, indicating that this effect was less distinct than the other effects, such as pancreatic morphology and insulin and C-peptide levels.

3.3 | Effects of *Gryllus bimaculatus* powder on pancreatic function and morphology

Histopathological changes in the pancreatic tissues of the rats were examined to confirm the effect of *Gryllus bimaculatus* powder on pancreatic function and morphology. Degenerative and necrotic changes, as well as shrinkage of the islets of Langerhans, were observed in histological sections of pancreatic tissues from the STZ-induced diabetes group (Figure 3a, top). However, *Gryllus bimaculatus* powder ameliorated this damage, especially at the highest dose (6.5 g/kg), and elicited a clear recovery in the STZ-induced diabetes group. Furthermore, in immunohistochemical staining of the pancreatic tissues, a powder dose-dependent decrease in insulin expression was clearly observable (Figure 3a, bottom). The insulin staining intensity was quantified (Figure 3b) and suggested that *Gryllus bimaculatus* powder preserved pancreatic β-cell function and maintained pancreatic structure.

This study focused on the protective effects of *Gryllus bimaculatus* powder against changes in pancreatic morphology, that is, pancreatic damage. Administration of the *Gryllus bimaculatus* powder rescued both the reduced insulin staining and the changes in pancreatic structure (Figure 3a,b). STZ-induced diabetic states result in excessive oxidative stress and pancreatic damage (Olatunji, Chen, & Zhou, 2017; Punithavathi, Prince, Kumar, & Selvakumari, 2011; Sakuraba et al., 2002). Previous reports have shown significant inhibition of mTORC1, accompanied by a reduction in β-cell mass and decreased glucose tolerance, in an STZ-injected model with rapamycin (Feng et al., 2017; Yoo & Park, 2018). Moreover, the mTOR-regulated transcriptional network was also shown to play a key role in improving β-cell survival and glucose homeostasis in diabetics (Chau et al., 2017; Feng et al., 2017; Wu et al., 2011; Yoo & Park, 2018). In this study, an mTOR-related mechanism against diabetic dysfunction was applied to the nutrient-based *Gryllus bimaculatus* interpretation (Table S1). Generally, nutrient-rich conditions facilitate protein and lipid synthesis, as well as assimilation of mitochondrial metabolism, to drive intracellular and extracellular signals and assembly of the mTORC1 complex to regulate cell size, growth, and proliferation (Ali, Devkota, Roh, Lee, & Lee, 2016; Avila-Flores, Santos, Rincon, & Merida, 2005; Duran et al., 2011; Laplante & Sabatini, 2009, 2012; Zoncu, Efeyan, & Sabatini, 2011).

3.4 | Effects of *Gryllus bimaculatus* powder on pancreas damage resulting from STZ-induced diabetes

We examined how *Gryllus bimaculatus* powder regulates β-cell replication and survival in STZ-induced diabetes. To investigate the effect of *Gryllus bimaculatus* powder on the apoptosis pathway in the pancreas, immunoblotting was performed to confirm the expression of the proapoptotic Bax and antiapoptotic Bcl2 proteins (Yoo & Park, 2018; Zhang et al., 2014). *Gryllus bimaculatus* powder treatment resulted in increased Bcl2 expression, decreased BAX expression, and

inhibition of caspase 3 cleavage in the STZ-induced diabetes group (Figure 4a). Quantification analysis showed the antiapoptotic role of *Gryllus bimaculatus* powder in pancreases from the STZ-induced diabetes groups (Figure 4b–d). These findings suggest that the effects of the *Gryllus bimaculatus* powder against the pancreatic function and morphological alterations are well correlated with the anti- and proapoptotic protein expression pattern.

3.5 | Effects of *Gryllus bimaculatus* powder on mTOR signaling in an STZ-induced diabetes model

Because AKT status and mTORC1 activity are correlated with β-cell mass and glucose tolerance (Chau et al., 2017; Feng et al., 2017; Yoo & Park, 2018), AKT signaling in the pancreas was examined in STZ-induced diabetic rats treated or not with the *Gryllus bimaculatus* powder. As expected, STZ abrogated AKT activity and insulin, whereas the *Gryllus bimaculatus* powder rescued AKT activity and insulin to almost the control levels (Figure 5a–c). mTORC1 activity, associated with AKT cellular signaling, was also evaluated. The reduced mTORC1 activity, evidenced by the decreased patterns of p-mTOR, p-p70S6K, and p-4EBP1 in the STZ-induced diabetes group, was significantly rescued in the powder-treated groups (Figure 5d–g).

Administration of extracts containing these compounds was shown to lower blood glucose levels and exert a regenerating effect on β-cell loss. Compared to the reported beneficial effects, however, less is known of the mechanisms underlying the effects of the extracts. The results of this study suggested that AKT/mTOR signaling mediates STZ-induced T1D. Evidence for the involvement of the AKT-mTORC1 axis in controlling pancreatic homeostasis in this study includes the almost complete rescue of p-mTOR, p-p70S6K, and p-4EBP1 with *Gryllus bimaculatus* powder treatment (Figure 5), indicating that *Gryllus bimaculatus* powder may be a promising material to enhance AKT and mTORC1 signaling in the diabetic condition.

4 | CONCLUSIONS

In this study, *Gryllus bimaculatus* powder was suggested to have some beneficial effects against T1D, as evidenced by the results from a streptozotocin (STZ)-induced diabetes rat model. Administration of this insect extract significantly rescued the reduced C-peptide and insulin responses found in diabetic conditions. Moreover, the antiapoptotic protein Bcl2 and the proapoptotic proteins Bax and cleaved caspase 3 recovered to a control level in a dose-dependent manner. The *Gryllus bimaculatus* powder regulated mTORC1, a master controller of nutrient sensing and cell growth, which we propose as a mechanism involved in the *Gryllus bimaculatus* powder-induced glucose-lowering effect in this model. In this study, *Gryllus bimaculatus* powder is suggested to be an effective natural functional food that exhibits the glucose-lowering effect in STZ-induced diabetic condition.

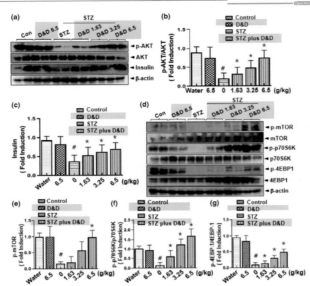

FIGURE 5 Effects of *Gryllus bimaculatus* powder on mTOR signaling in STZ-induced diabetic rats. Eight-week-old rats were injected intraperitoneally with a single dose of freshly prepared STZ (65 mg/kg). The control group was injected with an equal volume of citrate buffer only. After confirming the diabetic condition, the control group was fed with a high dose of *Gryllus bimaculatus* powder (6.5 g/kg), whereas the diabetic group was fed with varying doses of the powder (1.63, 3.25, and 6.5 g/kg) twice daily. Immunoblotting with anti-p-AKT, anti-AKT, anti-insulin, and anti-β-actin antibodies was performed in pancreases isolated from the vehicle-administered and *Gryllus bimaculatus* powder-administered nondiabetic rats and from the vehicle-administered and *Gryllus bimaculatus* powder-administered diabetic rats (a). Quantification of p-AKT (b) and insulin (c) expression based on the separate expression of AKT and β-actin at the indicated time point. Immunoblotting with anti-p-mTOR, anti-mTOR, anti-p-p70S6K, anti-p70S6K, anti-p-4EBP1, anti-4EBP1, and anti-β-actin antibody was performed with the same samples (d). Quantification of the expression of mTORC1 downstream signaling (e), p-p70S6K (f), and p-4EBP1 (g) based on the separate expression of p70S6K and 4EBP1. Values are means ± SD. $n = 3$; $^\#p < .05$ versus control groups; $^*p < .05$ versus STZ groups

ACKNOWLEDGMENT

This study was supported by the collaborative R&BD Program (2017) of Agency for Korea National Food Cluster (AnFC), Republic of Korea.

CONFLICT OF INTEREST

The authors declare that they do not have any conflict of interest.

ETHICAL APPROVAL

All animal procedures were conducted in accordance with the Principles of Laboratory Animal Care of the Association for Assessment and Accreditation of Laboratory Animal Care International (AAALAC) of Chonbuk National University Hospital (approval no: cuh-IACUC-2017-21) and were accredited by AAALAC on 8 November 2017 (cuh-IACUC-170316-6).

ORCID

Seon-Ah Park https://orcid.org/0000-0001-9782-5399

Geum-Hwa Lee https://orcid.org/0000-0002-9056-0073
Hwa-Young Lee https://orcid.org/0000-0001-9365-5863
The-Hiep Hoang https://orcid.org/0000-0003-4694-7155
Han-Jung Chae https://orcid.org/0000-0003-4190-9889

REFERENCES

Ahn, M. Y., Bae, H. J., Kim, I. S., Yoo, E. J., Kwack, S. J., Kim, H. S., ... Lee, B. M. (2005). Genotoxic evaluation of the biocomponents of the cricket, Gryllus bimaculatus, using three mutagenicity tests. *Journal of Toxicology and Environmental Health, Part A, 68*(23–24), 2111–2118.

Ali, M., Devkota, S., Roh, J. I., Lee, J., & Lee, H. W. (2016). Telomerase reverse transcriptase induces basal and amino acid starvation-induced autophagy through mTORC1. *Biochemical and Biophysical Research Communications, 478*(3), 1198–1204. https://doi.org/10.1016/j.bbrc.2016.08.094

Avila-Flores, A., Santos, T., Rincon, E., & Merida, I. (2005). Modulation of the mammalian target of rapamycin pathway by diacylglycerol kinase-produced phosphatidic acid. *Journal of Biological Chemistry, 280*(11), 10091–10099. https://doi.org/10.1074/jbc.M412296200

Beppu, H., Koike, T., Shimpo, K., Chihara, T., Hoshino, M., Ida, C., & Kuzuya, H. (2003). Radical-scavenging effects of Aloe arborescens Miller on prevention of pancreatic islet B-cell destruction in rats. *Journal of Ethnopharmacology*, 89(1), 37–45. https://doi.org/10.1016/S0378-8741(03)00268-X

Chau, G. C., Im, D. U., Kang, T. M., Bae, J. M., Kim, W., Pyo, S., ... Um, S. H. (2017). mTOR controls ChREBP transcriptional activity and pancreatic beta cell survival under diabetic stress. *Journal of Cell Biology*, 216(7), 2091–2105.

Cho, K. W., Zhou, Y., Sheng, L., & Rui, L. (2011). Lipocalin-13 regulates glucose metabolism by both insulin-dependent and insulin-independent mechanisms. *Molecular and Cellular Biology*, 31(3), 450–457. https://doi.org/10.1128/MCB.00459-10

Deeds, M. C., Anderson, J. M., Armstrong, A. S., Gastineau, D. A., Hiddinga, H. J., Jahangir, A., ... Kudva, Y. C. (2011). Single dose streptozotocin-induced diabetes: Considerations for study design in islet transplantation models. *Laboratory Animals*, 45(3), 131–140.

Duran, A., Amanchy, R., Linares, J. F., Joshi, J., Abu-Baker, S., Porollo, A., ... Diaz-Meco, M. T. (2011). p62 is a key regulator of nutrient sensing in the mTORC1 pathway. *Molecular Cell*, 44(1), 134–146. https://doi.org/10.1016/j.molcel.2011.06.038

Eleazu, C. O., Eleazu, K. C., Chukwuma, S., & Essien, U. N. (2013). Review of the mechanism of cell death resulting from streptozotocin challenge in experimental animals, its practical use and potential risk to humans. *Journal of Diabetes & Metabolic Disorders*, 12(1), 60. https://doi.org/10.1186/2251-6581-12-60

Feng, A. L., Xiang, Y. Y., Gui, L., Kaltsidis, G., Feng, Q., & Lu, W. Y. (2017). Paracrine GABA and insulin regulate pancreatic alpha cell proliferation in a mouse model of type 1 diabetes. *Diabetologia*, 60(6), 1033–1042. https://doi.org/10.1007/s00125-017-4239-x

Franko, A., Huypens, P., Neschen, S., Irmler, M., Rozman, J., Rathkolb, B., ... Hrabe de Angelis, M. (2016). Bezafibrate Improves Insulin Sensitivity and Metabolic Flexibility in STZ-Induced Diabetic Mice. *Diabetes*, 65(9), 2540–2552. https://doi.org/10.2337/db15-1670

Grapes, M., Whiting, P., & Dinan, L. (1989). Fatty acid and lipid analysis of the house cricket, *Acheta domestica*. *Insect Biochemistry*, 19(8), 767–774. https://doi.org/10.1016/0020-1790(89)90058-9

Kim, D. H., Kim, E. M., Chang, Y. J., Ahn, M. Y., Lee, Y. H., Park, J. J., & Lim, J. H. (2016). Determination of the shelf life of cricket powder and effects of storage on its quality characteristics. *Korea Journal of Food Preservation*, 23(2), 211–217. https://doi.org/10.11002/kjfp.2016.23.2.211

Kouřimská, L., & Adámková, A. (2016). Nutritional and sensory quality of edible insects. *NFS Journal*, 4, 22–26. https://doi.org/10.1016/j.nfs.2016.07.001

Laplante, M., & Sabatini, D. M. (2009). mTOR signaling at a glance. *Journal of Cell Science*, 122(Pt 20), 3589–3594. https://doi.org/10.1242/jcs.051011

Laplante, M., & Sabatini, D. M. (2012). mTOR signaling in growth control and disease. *Cell*, 149(2), 274–293. https://doi.org/10.1016/j.cell.2012.03.017

Lee, S., Ahn, K. S., Ryu, H. Y., Kim, H. J., Lee, K. J., Cho, M.-H., ... Song, K. S. (2016). Safety evaluation of cricket (*Gryllus bimaculatus*) extract in Sprague-Dawley rats. *International Journal of Industrial Entomology*, 32(1), 12–25. https://doi.org/10.7852/ijie.2016.32.1.12

Lenzen, S. (2008). The mechanisms of alloxan- and streptozotocin-induced diabetes. *Diabetologia*, 51(2), 216–226. https://doi.org/10.1007/s00125-007-0886-7

Novikova, L., Smirnova, I. V., Rawal, S., Dotson, A. L., Benedict, S. H., & Stehno-Bittel, L. (2013). Variations in rodent models of type 1 diabetes: Islet morphology. *Journal of Diabetes Research*, 2013, 965832.

Olatunji, O. J., Chen, H., & Zhou, Y. (2017). Effect of the Polyphenol Rich Ethyl Acetate Fraction from the Leaves of *Lycium chinense*-Mill. on Oxidative Stress, Dyslipidemia, and Diabetes Mellitus in Streptozotocin-Nicotinamide Induced Diabetic Rats. *Chemistry and Biodiversity*, 14(10).

Punithavathi, V. R., Prince, P. S., Kumar, R., & Selvakumari, J. (2011). Antihyperglycaemic, antilipid peroxidative and antioxidant effects of gallic acid on streptozotocin induced diabetic Wistar rats. *European Journal of Pharmacology*, 650(1), 465–471. https://doi.org/10.1016/j.ejphar.2010.08.059

Rattana, S., Katisart, T., Butiman, C., & Sungthong, B. (2017). Antihyperglycemic effect of silkworm powder, fibroin and sericin from three Thai Silkworm (Bombyx mori Linn.) in Streptozotocin-Induced Diabetic Rats. *Pharmacognosy Journal*, 9(4), 559–564. https://doi.org/10.5530/pj.2017.4.89

Ryu, H. Y., Lee, S., Ahn, K. S., Kim, H. J., Lee, S. S., Ko, H. J., ... Song, K. S. (2016). Oral toxicity study and skin sensitization test of a cricket. *Toxicological Research*, 32(2), 159–173. https://doi.org/10.5487/TR.2016.32.2.159

Sakuraba, H., Mizukami, H., Yagihashi, N., Wada, R., Hanyu, C., & Yagihashi, S. (2002). Reduced beta-cell mass and expression of oxidative stress-related DNA damage in the islet of Japanese Type II diabetic patients. *Diabetologia*, 45(1), 85–96. https://doi.org/10.1007/s125-002-8248-z

Shen, H., Shao, M., Cho, K. W., Wang, S., Chen, Z., Sheng, L., ... Rui, L. (2012). Herbal constituent sequoyitol improves hyperglycemia and glucose intolerance by targeting hepatocytes, adipocytes, and beta-cells. *American Journal of Physiology. Endocrinology and Metabolism*, 302(8), E932–E940.

Song, M. Y., Jeong, G. S., Kwon, K. B., Ka, S. O., Jang, H. Y., Park, J. W., ... Park, B. H. (2010). Sulfuretin protects against cytokine-induced beta-cell damage and prevents streptozotocin-induced diabetes. *Experimental & Molecular Medicine*, 42(9), 628–638.

Szkudelski, T. (2001). The mechanism of alloxan and streptozotocin action in B cells of the rat pancreas. *Physiological Research*, 50(6), 537–546.

van Belle, T. L., Coppieters, K. T., & von Herrath, M. G. (2011). Type 1 diabetes: Etiology, immunology, and therapeutic strategies. *Physiological Reviews*, 91(1), 79–118.

Wu, T., Dong, Z., Geng, J., Sun, Y., Liu, G., Kang, W., ... Ge, Z. (2011). Valsartan protects against ER stress-induced myocardial apoptosis via CHOP/Puma signaling pathway in streptozotocin-induced diabetic rats. *European Journal of Pharmaceutical Sciences*, 42(5), 496–502. https://doi.org/10.1016/j.ejps.2011.02.005

Yoo, Y. M., & Park, Y. C. (2018). Streptozotocin-induced autophagy reduces intracellular insulin in insulinoma INS-1E cells. *DNA and Cell Biology*, 37(3), 160–167. https://doi.org/10.1089/dna.2017.3874

Zhang, Y., Ren, C., Lu, G., Mu, Z., Cui, W., Gao, H., & Wang, Y. (2014). Antidiabetic effect of mulberry leaf polysaccharide by inhibiting pancreatic islet cell apoptosis and ameliorating insulin secretory capacity in diabetic rats. *International Immunopharmacology*, 22(1), 248–257. https://doi.org/10.1016/j.intimp.2014.06.039

Zoncu, R., Efeyan, A., & Sabatini, D. M. (2011). mTOR: From growth signal integration to cancer, diabetes and ageing. *Nature Reviews Molecular Cell Biology*, 12(1), 21–35.

SUPPORTING INFORMATION

Additional supporting information may be found online in the Supporting Information section.

How to cite this article: Park S-A, Lee G-H, Lee H-Y, Hoang T-H, Chae H-J. Glucose-lowering effect of *Gryllus bimaculatus* powder on streptozotocin-induced diabetes through the AKT/mTOR pathway. *Food Sci Nutr*. 2019;00:1–8. https://doi.org/10.1002/fsn3.1323

혈당엔 디앤디

(주)239 BIO

D&D

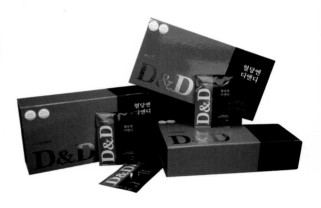

혈당엔 디앤디(D&D)로 건강한 혈당!

'혈당엔 디앤디'는 식후 혈당 상승 억제에 도움을 줄 수 있는 건강기능식품입니다

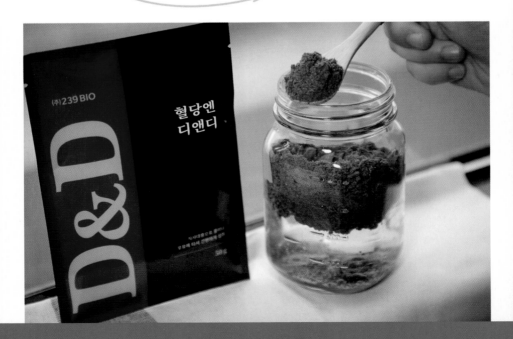

2장

239바이오
D&D 복용으로
당뇨완치를 열며

1형 당뇨 완치
손영복 님 후기

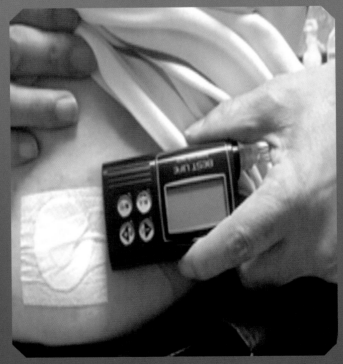

〈1형 당뇨, 손영복, 인슐린펌프 57단위, 당뇨병력 20년 이상〉

제가 디앤디 복용 후기를 쓰게 된 배경은 전국에 있는 1형 당뇨 즉 소아당뇨환자들과 2형 당뇨가 가져다준 심각한 합병증으로 고생하고 있는 분들과 그 가족들에게 희망을 드리고 싶어서입니다.

저는 2000년도부터 당뇨인으로 살아왔습니다. 제가 당뇨에 걸리게 된 원인은 그동안 제가 건강관리에 무심했기 때문입니다. 본인이 혈당관리를 잘하지 못한 면도 있었겠지만 혈당강하제로 혈당관리가 안 되어 몸에 인슐린펌프를 부착하게 되었습니다. 시간이 흐르면서 자꾸만 늘어가는 인슐린 주입량, 온갖 합병증으로 육체적으로 정신적으로 마음 고생하면서 아직은 살아갈 날이 많이 남아 있었지만 그동안의 하루하루의 생활은 어느 정도 삶을 포기한 희망이 없는 나날들이었습니다.

특히 보청기로도 해결이 안 되는 "청력손실 진단"을 받으면서 사람들과의 만남이 너무 두려워 더 심해졌던 것 같습니다. 20여 년이라는 오랜 시간을 당뇨로 고생하다가 ㈜239바이오의 대표인 이삼구 박사님이 연구하여 만든 당뇨에 좋은 식품 디앤디D&D를 2017년 6월에 알게 되었습니다. 디앤디D&D를 저녁식사대용으로 복용한지 14개월 만에 2018년 8월 16일 혈액검사지에서 중증 1형 당뇨에서 인슐린 분비량, 씨펩타이드가 정상으로 회복하게 되었다는 결과를 받게 되었습니다. 지금은 디앤디D&D를 먹고 1형 당뇨에서 완전히 탈출하여 전주에서 건강한 삶을 살아가고 있습니다.

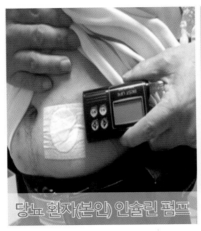 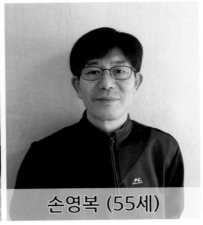

당뇨 환자(본인) 인슐린 펌프   손영복 (55세)

좌측(첫 번째)에 있는 사진은 2007년 1월 30일부터 2018년 7월 11일까지 제 몸에 12년 동안 부착하고 생활했던 인슐린 펌프를 착용한 실제 제 모습입니다. 우측(두 번째)에 보이는 사진은 당뇨 진단을 받은 지 20여 년이 지나고, 혈당강하제로 혈당조절이 안되어 인슐린 펌프까지 차고 1형 당뇨인으로 살아온 지 12년이 지나고 있을 때 2017년 6월에 디앤디D&D를 알게 되어 2017년 6월 27일부터 디앤디D&D를 복용했으며 2018년 7월 11일 인슐린펌프를 떼어내고 2018년 8월 17일 드디어 14개월 만에 인슐린 분비량, 씨펩타이드가 정상으로 돌아온 이후의 저의 모습입니다.

이것이 가능하다고 믿어집니까?

물론 믿을 수가 없겠죠. 당연합니다.

저 자신 역시도 디앤디를 복용하면서 처음에도, 중간에도 인슐린 펌프를 떼어낼 거라고, 파괴된 췌장베타세포가 재생될 거라고 꿈에도 생각해 보지 못했습니다. 저 역시 그저 디앤디D&D를 복용하는 도중에 집에서 혈당체크기로 체크하는 혈당 수치, 병원에서 몇 번 검사해 본 혈액검사결과를 보면서 조금씩 좋아지니까 이제 더 이상 합병증은 안 오겠구나 하는 마음으로 복용했습니다. 세상 모든 1형 당뇨 환자들이 파괴된 췌장베타세포가 복원된다, 또는 복원되었다고 말한다면… 과연 어떻게 생각할까요? 당뇨판정을 받아 살아오면서 겪었던 합병증, 디앤디를 먹고 정상이 되기까지의 전 과정을 간략하게 도표로 표시해 보았습니다.

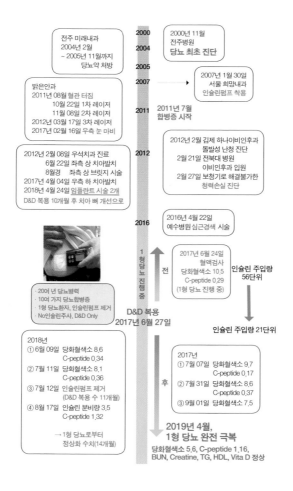

1. 당뇨와의 첫 만남

저는 단기간의 노력으로 당뇨를 극복하면서 당뇨를 우습게 보았습니다. 결혼한 이후로는 대략 30여 년 중 20여 년 동안이나 당뇨와의 힘겨운 전쟁을 치러왔습니다. 지난 10여 년이 넘는 세월은 나 자신뿐만 아니라, 아내와 자녀들에게까지도 많은 고통과 좌절을 안겨준 시간들이었습니다. 때때로 삶에 대한 자신감을 잃어 많은 눈물을 흘리기도 했습니다. 36살 즈음에는 몸이 달라졌다는 사실을 감지했습니다. 저는 당시에 여러 개의 학원과 영어를 비롯한 각종 학습프로그램에 대한 프랜차이즈 사업을 진행하고 있었습니다. 과중한 일과 스트레스 때문에 피곤해서 그러려니 생각하고 지나쳤습니다.

2000년 9월경에 저는 저도 모르게 자꾸만 물을 많이 마시곤 했습니다. 갈증이 심해졌던 것이지요. 저는 스스로가 혹시 어쩌면 당뇨가 아닐까 하고 스스로를 의심했습니다. 하지만 당뇨라는 사실을 외면하고 싶었습니다. 병원을 찾지 않고 또 지나쳐버렸습니다. 하지만 계속되는 피로를 도저히 견딜 수가 없어 병원을 찾았는데 당뇨 진단을 받았습니다. 의사는 말했습니다. "아~ 공복 혈당이 385네요." 담당의사는 공복혈당이 385라면 당뇨가 아주 심한 상태라고 말했습니다. 그는 제게 말했습니다. "이제부터 제가 설명하는 대로 하셔야 합니다." 그러더니 그는 이런저런 설명을 해주었습니다. 식사는 이렇게 해야 하며, 칼로리는 또 저렇게 해야 한다. 콜레스테롤이 많은 식품은 피해야 하고, 운동도 열심히 해야만 한다고 말입니다. 처방을 거침없이 쏟아 내는 의사선생님의 입모양을 바라보면서 저는 충격을 받았습니다. 하늘이 무너지는 듯했습니다.

지금까지 쏟아왔던 학원에 대한 애정이 한순간에 허망하게 느껴졌습니다. 가족들의 얼굴이 시야에서 어른거렸습니다. 당뇨를 인정하고 그 결과에 승복하고 순응하는 마음의 자세를 갖추려는 그 자체가 고통이었습니다. 36여 년 동안 몸에 배었던 저의 생활태도를 그 근본부터 뿌리째 뽑아 버려야 한다는 긴박감이 들었습니다. 또 어느 때엔 스스로 분노하며 비탄의 늪에 빠져 허우적거리는 양면성을 겪기도 했습니다. 제 아내는 어디서 정보를 얻었는지 번데기 가루, 누에가루 등과 당뇨인에게 좋은 음식으로 도시락을 싸주었습니다. 저는 거의 매일 오전에 전주에 있는 완산칠봉을 등산하고 학원 일이 끝나면 한밤중에 달리기를 하고 주말이면 자전거를 타면서 당뇨에서 벗어나고자 무단히 노력했습니다.

병원에서 처방해 준 약을 보름 정도 복용하면서 그동안의 생활태도를 바꾸었습니다. 그 결과 식전혈당과 식후혈당이 정상수치로 돌아왔습니다. 15일 이후로는 당뇨 약을 복용하지 않고 생활하였습니다. 3개월 후 담당의사 선생님은 환하게 웃으며 "좋습니다. 앞으로도 계속 이렇게 노력하시면 정상인과 똑같이, 아니 더 오래 건강하게 사실 수가 있으니 각별히 주의하세요."라고 말했습니다. 그렇게 말하는 담당의사 선생님은 환자인 저보다 더 좋아하는 듯한 얼굴이었습니다.

처음만 해도 저는 '당뇨 그까짓 것 정도야'라고 생각했었습니다. 한마디로 당뇨 자체를 우습게 봤습니다. 그러나 시간이 흐르면서 제대로 관리하지 않아 디앤디를 만나기 전까지 여러 당뇨합병증으로 너무 힘든 세월을 지내야 했습니다.

2. 사업 실패로 인해 당뇨 재발

저는 학원사업을 하다가 다른 사업으로 전환하기 위해 무리하게 사업을 확장했습니다. 헌데 그 일이 크게 실패를 하면서 다른 사람들의 손에 넘어가게 되었습니다. 젊음을 다 바쳐 온 학원이 하루아침에 망하고 말았습니다.

사업의 실패로 인한 경제적인 어려움과 스트레스, 사업재기를 위해 잦은 출장과 외식, 과음 등의 불규칙한 생활이 이어지면서 별의별 생각이 다 들었습니다. 마음을 잡지 못하고 몇 개월을 방황하며 고뇌의 나날을 보냈습니다. 고민한다고 해결되는 일이 아니구나, 라고 생각한 후 바로 마음을 추스르고 김제로 이사를 갔습니다. 그곳에서 다시 학원 사업을 소규모로 시작했습니다. 그러나 채권자들과의 관계 속에서 많은 스트레스를 받는 바람에 당뇨는 재발했습니다. 당뇨 수치가 점점 상승했고, 좋지 않은 예후를 보였습니다.

2004년 2월부터 미래내과에서 혈당강하제를 처방받아 복용하면서 별다른 대처 없이 지내다 보니 당뇨는 날로 악화되어 일을 할 수가 없을 정도로 몸은 쇠약해져만 갔습니다. 당뇨는 어디로 튈지 모르는 럭비공처럼 사람의 혼을 빼놓기도 하고, 하늘로 치솟았다가 바다로 떨어지는 널뛰기처럼 걷잡을 수 없이 출렁거리는 혈당 수치로 사람의 애간장을 태웠습니다.

3. 인슐린 펌프를 착용하다

사업의 실패로 인한 많은 스트레스와 엄격한 식단관리를 하지 못해 당뇨가 악화되어 도저히 혈당강하제로는 혈당조절이 안 되었습니다. 결국에는 2007년 1월 30일 서울에 있는 희망내과에 5일간 입원하여 인슐린펌프를 착용하게 되었습니다. 입원 당시 저는 이미 말초순환장애합병증을 동반한 인슐린의존 당뇨병 진단을 받았습니다. 희망내과에 입원하면서 합병증에 시달리고 있는 당뇨환자들을 보면서 당뇨의 무서움을 알게 되었습니다. 인슐린펌프 착용 후에는 운동 및 시중에 나와 있는 당뇨에 좋다는 건강기능식품 등을 먹으면서 나름대로 철저하게 관리하였습니다.

운동과 건강기능식품을 복용하면서 약간의 개선효과는 있었지만 제가 원하는 인슐린펌프를 떼어내고자 하는 근본적인 개선은 되지 않았고, 1개월 분이 99만 원이라 금전적인 부담이 너무 컸습니다. 그런 까닭에 복용하는 걸 중단했습니다. 다음은 제가 인슐린펌프를 차고 있었던 서울희망내과의 소견서입니다.

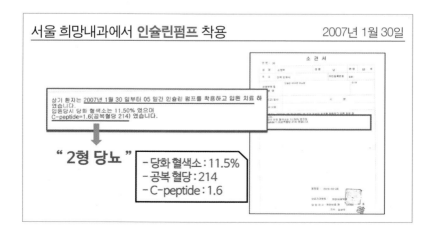

서울 희망내과에서 **인슐린펌프 착용**   2007년 1월 30일

상기 환자는 2007년 1월 30 일부터 05 일간 인슐린 펌프를 착용하고 입원 치료 하였습니다.
입원당시 당화 혈색소는 11.50% 였으며
C-peptide=1.6(공복혈당 214) 였습니다.

" **2형 당뇨** "

- 당화 혈색소 : 11.5%
- 공복 혈당 : 214
- C-peptide : 1.6

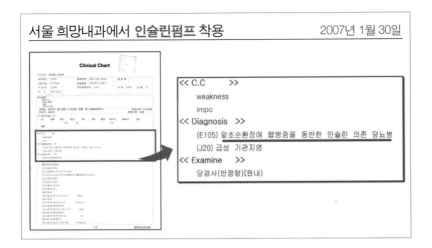

서울 희망내과에서 **인슐린펌프 착용**   2007년 1월 30일

4. 당뇨합병증의 시작

인슐린펌프 착용 후에 운동과 엄격한 식단조절로 건강이 많이 호전되었으며, 이후에 전북 도교육청의 방과 후 인증 업체로 선정되면서 너무나 바쁜 시간을 보냈습니다.

이 당시에 건강이 망가지는 것을 생각하지 못하고 무리해 가면서 학원과 방과 후 사업을 병행했습니다. 그렇게 바쁘게 살았던 것이 건강을 잃어버리게 된 가장 큰 원인이라고 생각했습니다. 학원 운영과 방과 후 사업을 하면서 저는 아침부터 오후 3시경까지 학교에 방문하면서 방과 후 영업을 했고, 오후 4시부터 밤까지 학원에서 강의를 하며, 학원 수업이 끝나면 여러 가지 이유로 음주하는 횟수가 많아졌습니다. 여건상 불가피한 과음, 과식, 과로 등 무절제하고 불규칙한 생활이 계속 이어지게 되었습니다.

2011년 7월부터 여러 가지의 당뇨합병증을 겪었습니다. 제가 겪은 사례들(전신마비, 눈 망막병증, 청력 상실, 치아상실, 심근경색(협심증))은 제가 20년 동안 겪었던 병들입니다. 이 병과 관련한 공식적인 진료 근거 서류들을 첨부하며 이야기하도록 하겠습니다. 이와 같은 자료를 첨부하는 이유는 제가 쓰고 있는 이 글에 대한 신뢰도를 드리기 위해서입니다. 제가 쓰고 있는 이 디앤디 복용 후기가 거짓이 아니라는 사실을 입증하기 위해 다음과 같은 자료도 함께 첨부합니다. 의심 어린 생각을 가지신 분들은 병원검사결과지를 보면서 판단하시길 바랍니다. 제가 경험한 신체의 각 부위별 후유증입니다.

① 시력(당뇨망막병증)

2011년 7월경 학원수업이 끝나고 강의실을 정리하던 중에 평소에도 고질적으로 자주 나타났던 오른쪽 정강이에 마비가 오기 시작했습니다. 하지만 여느 때와 다르게 마비가 풀리지 않고 왼쪽 정강이까지도 마비가 오기 시작하여 왠지 불안한 생각이 들고 공포감이 몰려왔습니다.

급하게 119에 전화를 했고 구급대원들이 학원에 도착했습니다. 하지만 그때는 이미 머리 부분만을 제외한 나머지 신체 모두 마비상태였습니다. 전신마비였습니다. 김제 중앙병원 응급실에 입원하였고 다행히 마비가 풀려 퇴원했지만 걸을 수가 없는 상태였습니다.

이후 당뇨합병증이 눈으로도 왔는지 며칠 후부터는 눈에 있는 모세혈관이 다 터져서 눈이 잘 안 보여 책을 볼 수 없게 되었고, 건강 문제로 어쩔 수 없이 학교 방과 후 사업과 학원 사업을 정리하기에 이르렀습니다. 진료과정과 경과는 다음과 같습니다.

1. 2011년 8월 27일에 김제 밝은 안과 진료(모세혈관 터짐)

2. 진료결과, 눈의 영양상태가 너무 안 좋아 레이저 시술 2달 이후로 연기

3. 2011년 10월 22일 1차 레이저 시술

4. 2011년 11월 08일 2차 레이저 시술

5. 2012년 3월 17일 3차 레이저 시술

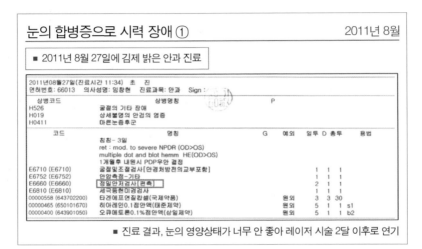

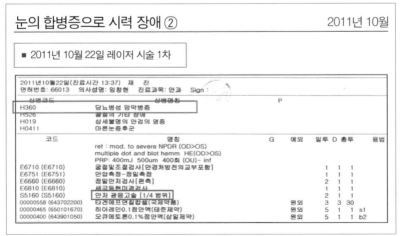

눈의 합병증으로 시력 장애 ③

■ 2011년 11월 8일 레이저 시술 2차

2011년11월08일(진료시간 10:58) 재 진
면허번호: 66013   의사성명: 임창현   진료과목: 안과   Sign :

상병코드	상병명칭	P					
H360	당뇨병성 망막병증						
H526	굴절의 기타 장애						
H019	상세불명의 안검의 염증						
H0411	마른눈증후군						

코드	명칭	G	예외	일투	D	총투	용법
	multiple dot and blot hemm HE(OD>OS)						
	- well PRP scar- inf(OU)						
	PRP: 400mJ 500um 400회 (OU)- nasal						
E6710 (E6710)	굴절및조절검사[안경처방전의교부포함]			1	1	1	
E6752 (E6752)	안압측정-기타			1	1	1	
E6660 (E6660)	정밀안저검사[편측]			2	1	1	
E6810 (E6810)	세극등현미경검사			1	1	1	
S5160 (S5160)	안저 광응고술 [1/4 범위]			2	1	1	
00000465 (650101670)	히아레인0.1점안액(태준제약)		원외	5	1	1	s1
00000400 (643901050)	오큐메토론0.1%점안액(삼일제약)		원외	5	1	1	b2

눈의 합병증으로 시력 장애 ④

■ 2012년 3월 17일 레이저 시술 3차

2012년03월17일(진료시간 9:00) 초 진
면허번호: 66013   의사성명: 임창현   진료과목: 안과   Sign :

상병코드	상병명칭	P					
H360	당뇨병성 망막병증(4단위 숫자는 .3에 해당되는 E10-E14+)	B (양측)					
H526	굴절의 기타 장애	B (양측)					
H019	상세불명의 눈꺼풀의 염증	B (양측)					
H0411	마른눈증후군	B (양측)					

코드	명칭	G	예외	일투	D	총투	용법
	그동안 입원하셔서 못나옴						
	multiple dot and blot hemm HE(OD>OS)						
	- well PRP scar(OU)						
	PRP: 400mJ 500um 200회 (OU)- temp.						
E6710 (E6710)	굴절및조절검사[안경처방전의교부포함]			1	1	1	
E6752 (E6752)	안압측정-기타			1	1	1	
E6660 (E6660)	정밀안저검사[편측]			2	1	1	
E6810 (E6810)	세극등현미경검사			1	1	1	
S5160 (S5160)	안저 광응고술 [1/4 범위]			2	1	1	
00000465 (650101670)	히아레인0.1점안액(태준제약)		원외	5	1	1	s1
00000400 (643901050)	오큐메토론0.1%점안액(삼일제약)		원외	5	1	1	b2
00000558 (643702200)	타겐에프연질캅셀(국제약품)		원외	3	3	30	

② 치아

당뇨합병증으로 인해 치아가 손상되었고, 그로 인해 발치를 했습니다. 진료를 받은 과정과 경위는 다음과 같습니다.

1. 2012년 2월 8일부터 김제 우석치과 진료 시작
2. 2012년 6월 22일 좌측 위에 있는 치아 손상으로 발치
3. 2012년 8월 경 좌측 위 발치한 부분에 브릿지 시술
4. 2017년 4월 우측 아래 치아 발치

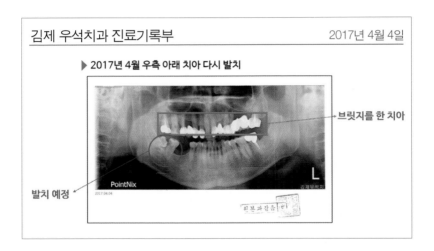

김제 우석치과 진료기록부   2017년 4월 4일

▶ 2017년 4월 우측 아래 치아 다시 발치

브릿지를 한 치아

발치 예정

PointNix

③ 청력

시력장애를 얻은 후로 청력에 문제가 생겼습니다. 2012년 2월 10일에 받은 난청진단이었습니다. 보청기로도 들리지 않는다는 진단이었습니다. 진료를 받은 과정과 경위는 다음과 같습니다.

1. 2012년 2월 김제 하나이비인후과에서 돌발성 난청 진단 - 큰 병원으로 가

라고 소견서 받음

  2. 준 종합병원인 김제 우석병원 이비인후과 입원 후 다시 소견서 받음

  3. 2012년 2월 21일 전북대학교 병원 이비인후과 입원 후 매일 시술

  4. 2012년 2월 27일 보청기로도 청력을 가질 수 없다는 진단 후 퇴원

  5. 2012년 3월 22일, 4월 23일 재진 후 포기

전북대학교 병원 이비인후과 입원 - 청력손실 합병증

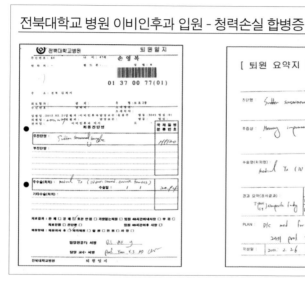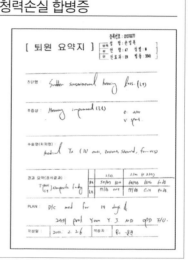

5. 전북대학교 이비인후과 퇴원 후의 생활

전북대학교 이비인후과 퇴원 후에는 다음과 같은 일상생활을 이어갔습니다.

저는 인슐린 펌프만 착용하면 괜찮을 줄 알았습니다. 그런데 점점 더 인슐린 주사 주입량은 늘어만 갔고 몸은 고단하고 피곤했습니다. 10여 개의 당뇨합병증을 가지고 살아가고 있는 상황에서 또다시 어떤 합병증이 올까 하는 두려움만 커졌습니다. 미래가 불투

명해 불안한 생활의 연속이었습니다.

당뇨환자는 운동을 해야 한다는 것은 알고 있었습니다. 하지만 다리 정강이에 마비가 자주 와서 운동을 할 수가 없었으며 밥 먹다가 혹은 양치하다가 치아가 빠진 경우도 있었습니다. 결국에는 보청기를 껴도 들리지 않게 되었습니다. 청력 손실 판정까지 받았습니다. 보청기로도 들리지 않는다는 청력손실진단을 받은 후부터는 사람을 만나는 것이 너무 무섭고 두려웠습니다. 세상을 살아갈 자신이 없었고, 정말이지 삶을 포기하고 싶은 심정이었습니다. 그렇게 하루하루를 절망 속에서 살아가고 있었습니다. 그러던 어느 날 심근경색이 오는 바람에 심근경색 시술도 받았습니다.

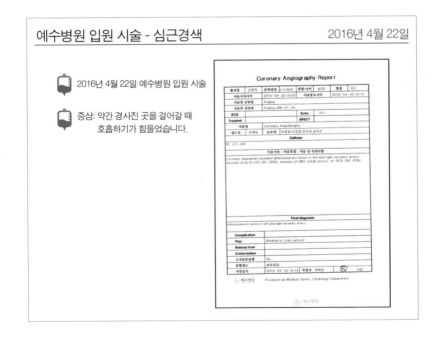

6. 서서히 삶의 나락으로 빠지다

당뇨합병증을 앓기 시작한 후로 저는 육체적으로 쇠락해 갔습니다. 귀가 들리지 않아 돈을 벌 수도 없었습니다. 그러나 한 가정의 가장이기에 지금 당장은 아니더라도 돈을 벌어야 한다는 생각에 해외주식선물을 공부하기 시작했습니다.

그래서 컴퓨터 모니터를 보는 시간이 많아지게 되었고 어느 날부터 모든 물체가 두 개로 보이기 시작했습니다. 이로 인해 그때 당시는 자동차도 운전할 수가 없는 상황이었습니다. 다음은 2017년 2월 16일 우측 눈 마비로 복시, 상사시, 마비사시 진단을 받은 진료지입니다.

눈의 합병증으로 시력 장애 　　　　　　　　　　　　 2017년 2월

■ 2017년 2월 16일 우측 눈 마비로 복시, 상사시, 마비사시 장애

2017년 2월경에 복시증세가 와서 모든 것들이 두 개로 보이기 시작하면서부터 제 인생은 끝이 보이지 않는 암흑의 터널 속으로 발

을 들여놓게 되었습니다. 온통 뒤죽박죽 엉킨 실타래, 가시덤불, 철조망 속에 갇혀 있는 저의 삶에 대한 감당하기 어려운 스트레스로 정말이지 극복하기 힘든 안타까운 일들의 연속이었습니다. 이런 생활 속에서의 일시적 탈출구로서 음주의 나날들이 시작 되었고 자책감에 시작된 방랑과 폭음의 세월로 절망 속에서 하루하루를 살아가고 있었습니다.

7. 239바이오 디앤디(D&D)와의 운명적인 만남, 그 후의 변화

2017년 6월 20일 경, 평소 친분이 있는 친구 상철이로부터 처음 디앤디에 대한 이야기를 들었습니다. 그때 저는 디앤디의 1달분 가격을 물어보았고, 디앤디D&D의 효과 여부를 떠나서 디앤디를 복용해야겠다는 생각은 전혀 없었기에 처음부터 거절하였습니다.

그 후 시간이 얼마 흐르지 않았을 때, 또 다른 친구로부터 디앤디를 권유하는 제안을 받았습니다. 건강제일의원 원장인 의사 친구가 제게 디앤디를 먹어보라며 권유한 것입니다. 이때도 저는 디앤디 먹는 것을 거절하였습니다. 이렇게 계속 친구들의 디앤디 복용 제안을 거절하게 된 이유에 대해서라면 아마 당뇨인들은 어느 정도는 이해할 거라 생각합니다. 저 역시 그동안 당뇨에 좋다는 것은 다 먹어보고 노력했습니다.

하지만 그때만 잠간 효력이 발생하고 장기적인 효과는 보지 못했습니다. 이런저런 좋다는 약을 다 먹어봐도 소용이 없었습니다. 그런 약을 아무리 먹어도 제 몸에 차고 있는 인슐린펌프를 떼어내지는 못했으니까요. 계속 거절하는 저에게 의사친구는 "영복아! 디앤디 500g 한 봉지(10일 분) 줄 테니까 일단 먹어봐. 대신 먹기 전에 혈액검사 하고 다 먹은 후에 다시 혈액검사 해봐. 그리고 결정해도 되지 않느냐"고 말했습니다. 그러면서 제게 재차 먹어보라고 권유 했습니다. 저를 생각하고 권유해 준 친구에게 미안하기도 하고 고 맙기도 해서 10일간만 먹어보고 결정하자는 생각에 디앤디를 먹 기 시작했습니다. 친구는 제게 열흘 정도 먹어보고 혈액검사를 해 보라고 했습니다. 그런 친구의 말에 어떻게 열흘 만에 피가 깨끗해 지겠냐고 속으로 비웃었습니다.

디앤디를 복용하기 전의 저의 혈액검사 결과는 다음과 같습니다.

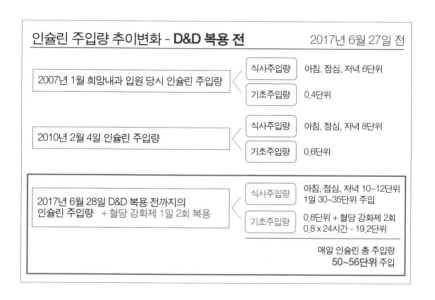

그 당시에 한 혈액검사 결과는 당화혈색소 10.5, 씨펩타이드 0.29 로 췌장베타세포가 거의 망가져 이미 1형 당뇨가 진행되고 있는 상 황이었습니다.

그 외에도 제가 병원 진료를 받은 기록들을 같이 첨부합니다.

인슐린 주입량 추이 변화에 따른 처방전 ①

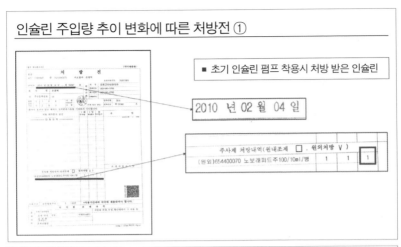

- 초기 인슐린 펌프 착용시 처방 받은 인슐린

2010 년 02 월 04 일

주사제 처방내역(원내조제 □ . 원외처방 V)			
(원외)654400070 노보래피드주100/10ml/병	1	1	1

인슐린 주입량 추이 변화에 따른 처방전 ②

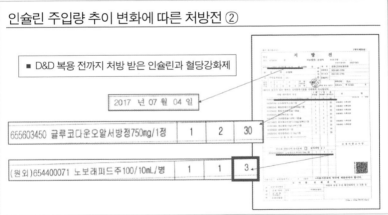

- D&D 복용 전까지 처방 받은 인슐린과 혈당강화제

2017 년 07 월 04 일

655603450 글루코다운오알서방정750mg/1정	1	2	30
(원외)654400071 노보래피드주100/10mL/병	1	1	3

2017년 6월 24일 D&D를 복용 전 혈액검사 결과지   건강제일의원

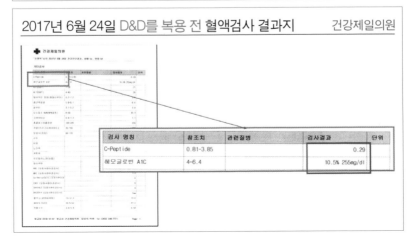

검사 명칭	참조치	관련질병	검사결과	단위
C-Peptide	0.81-3.85		0.29	
헤모글로빈 A1C	4-6.4		10.5% 255mg/dl	

여기까지는 디앤디 복용 전의 상황입니다. 디앤디 복용 후의 상황을 살펴보겠습니다. 다음은 디앤디 복용 후의 인슐린 주입량과 혈당의 변화입니다.

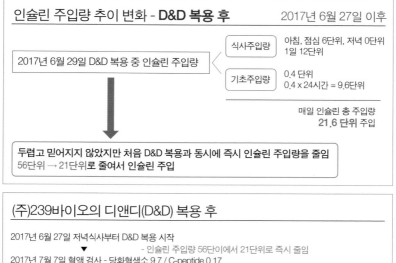

인슐린 주입량 추이 변화 - **D&D 복용 후**   2017년 6월 27일 이후

식사주입량   아침, 점심 6단위, 저녁 0단위 1일 12단위

2017년 6월 29일 D&D 복용 중 인슐린 주입량

기초주입량   0.4 단위 0.4 × 24시간 = 9.6단위

매일 인슐린 총 주입량 **21.6 단위 주입**

두렵고 믿어지지 않았지만 처음 D&D 복용과 동시에 즉시 인슐린 주입량을 줄임 56단위 → 21단위로 줄여서 인슐린 주입

(주)239바이오의 디앤디(D&D) 복용 후

2017년 6월 27일 저녁식사부터 D&D 복용 시작
▼   - 인슐린 주입량 56단위에서 21단위로 즉시 줄임
2017년 7월 7일 혈액 검사 - 당화혈색소 9.7 / C-peptide 0.17
▼
2017년 7월 31일 혈액 검사 - 당화혈색소 8.6 / C-peptide 0.37
▼
2017년 9월 1일 혈액 검사 - 당화혈색소 7.5
▼
2018년 8월 17일 혈액 검사 - **인슐린 분비량 3.5 / C-peptide 1.32** 둘 다 정상 수치

디앤디를 저녁식사 대용으로 복용할 무렵, 누군가에게 이런 말을 들었습니다. 디앤디를 복용할 때에는 식사 때마다 주입하던 인슐린을 주입하면 안 된다고 말입니다. 그 당시만 해도 저는 식사 때마다 주입하는 인슐린 주입량이 10~12 단위였고, 그것도 부족하여 혈당 강하제까지 복용하던 때였습니다. 정말 인슐린을 주입 안

하고도 혈당 조절이 가능할까 싶었습니다. 저는 정말 두렵고 믿어지지 않았지만, 일단 저녁식사 대용으로 디앤디를 복용할 때 이삼구 박사님이 시키는 대로 인슐린을 주입하지 않았고, 동시에 하루 동안 주입하는 인슐린 주입량도 전체적으로 줄였습니다.

2017년 6월 27일, 저녁부터 한 끼 식사로 디앤디를 사흘째 먹으면서 놀라운 결과를 확인하게 되었습니다. 디앤디는 즉각적으로 반응을 보였습니다. 먹는 그 순간부터 확인할 수 있었습니다. 혈당 체크를 해보면 알 수 있었습니다. 디앤디를 먹고 나서도 식후혈당이 올라가지 않았습니다. 심지어는 인슐린를 주입하지 않아도 식후혈당이 올라가지 않았고 먹기 시작한 지 일주일 만에 그 고질적인 정강이 마비 증상이 사라졌습니다. 다음은 디앤디를 먹기 전인, 저녁식전 혈당부터 디앤디를 먹은 후까지의 혈당 변화입니다. 나름 꼼꼼하게 혈당 수치 변화를 정리해 보았습니다.

저녁식사로 D&D를 먹으면서 혈당 수치 변화 정리 ①
2017년 6월 27일부터 7월 2일까지

6월 27일 저녁 D&D 복용 후 추이 변화 정리 - D&D를 먹기 전에 6월 24일 피 검사를 함

6월 27일				
항목	적용시간	혈당 수치	인슐린 주입량	특이 사항
D&D 복용 전 혈당 체크	18시 45분	20,3		
D&D 복용 시 인슐린 투입량			0	인슐린 주입 없이 D&D만 먹고 내일 아침까지 괜찮을지 걱정됨 혹시 저혈당 또는 고혈당
D&D 복용 후 2시간 혈당 체크	20시 45분	223		생각한 것보다 혈당수치가 높지 않아서 D&D에 대해 궁금증이 생겼다

6월 28일 (실험 1일차)				
항목	적용시간	혈당 수치	인슐린 주입량	특이 사항
1일 기초주입량	0시-24시		9,6 / 1일	
아침 공복 시 혈당	7시 40분	147		인슐린을 주입하지 않은 상태에서 혈당수치가 147이 나와서 많이 놀랐지만 약간의 희망을 갖게 됨
아침 식사 시 인슐린 투입량	7시 50분		6	
아침 식사 후 2시간 혈당 체크	10시 00분	375		아침식사 후 약 1시간가량 잠을 자서 그런지 375가 나와 좀 놀람, 점심 먹기 1시간 전 믹스커피 1잔 마심
점심 식사 전 혈당 체크	13시 37분	200		
점심 식사 시 인슐린 투입량	13시 40분		6	
점심 식사 후 2시간 혈당 체크	15시 40분	261		
D&D 복용 전 혈당 체크	18시 40분	157		
D&D 복용 시 인슐린 투입량			0	
D&D 복용 후 2시간 혈당체크	20시 40분	190		식사 후 인슐린이 주입되지 않으면 입 안에서 많이 아팠을 때 나타나는 부대끼는 현상이 없어짐

6월 29일 (실험 2일차)

항목	적응시간	혈당 수치	인슐린 주입량	특이 사항
1일 기초주입량	0시~24시		9.6 / 1일	
아침 공복 시 혈당	7시 15분	116		아침 식사 전 7시 40분 바나나 한 개 먹음
아침 식사 시 인슐린 투입량	7시 15분		6	아침 식사
아침 식사 후 2시간 혈당 체크	10시 23분	333		혈당 체크 후 삶은 계란 1개, 믹스커피 1잔 마심
점심 식사 전 혈당 체크	13시 45분	181		
점심 식사 시 인슐린 투입량	13시 45분		6	
점심 식사 후 2시간 혈당 체크	16시 20분	257		깜빡 잊고 시간 지나서 체크한 혈당 수치
D&D 복용 전 혈당 체크	18시 5분	158		
D&D 복용 시 인슐린 투입량	20시 45분		0	
D&D 복용 후 2시간 혈당체크		185		

6월 30일 (실험 3일차)

항목	적응시간	혈당 수치	인슐린 주입량	특이 사항
1일 기초주입량	0시~24시		9.6 / 1일	
아침 공복 시 혈당	7시 45분	137		저녁에 손님을 만나 대화하면서 어쩔 수 없이 오렌지 주스 캔 하나 마심
아침 식사 시 인슐린 투입량			6	하지만 체크한 혈당수치를 보고 나름 만족함
아침 식사 후 2시간 혈당 체크	10시 42분	183		30분 정도 걷기 운동을 한 후 혈당체크 87이 나와 믿어지지 않아서 다시 한 번 체크 93
점심 식사 전 혈당 체크	13시 40분	137		걷기 운동 후 혹시 저혈당이 올까 불안해서 요거트 1그릇 먹음
점심 식사 시 인슐린 투입량	13시 40분		6	
점심 식사 후 2시간 혈당 체크	15시 40분	220		점심 메뉴: 감자전을 몇 개 먹었으며 다른 날과 달리 좀 배가 부르다는 느낌을 받을 정도의 식사를 함
D&D 복용 전 혈당 체크	19시 00분	162		
D&D 복용 시 인슐린 투입량	19시 03분		0	
D&D 복용 후 2시간 혈당체크	21시 05분	217		

7월 1일 (실험 4일차)

항목	적응시간	혈당 수치	인슐린 주입량	특이 사항
1일 기초주입량	0시~24시		9.6 / 1일	
아침 공복 시 혈당	7시 15분	115		
아침 식사 시 인슐린 투입량	9시 40분		6	평소와 다르게 늦은 아침 식사(토요일이어서 게으름)
아침 식사 후 2시간 혈당 체크	11시 40분	131		
점심 식사 전 혈당 체크	13시 40분	122		
점심 식사 시 인슐린 투입량	13시 40분		6	아침식사를 늦게 한 영향으로 배가 고프지 않아 두유에다 황성주 생식으로 점심식사 해결
점심 식사 후 2시간 혈당 체크	15시 20분	88		식사량에 비해 인슐린 주입량이 많았는지 손발이 떨리고 식은땀이 나기 시작
점심식사	15시 40분		0	평소에 점심 먹는 형태의 식사를 다시 했으면 인슐린은 주입 안 함
운동 후 혈당 체크	18시 00분	156		평소처럼 식사를 했지만 인슐린을 주입하지 않아 40분 정도 걷기 운동을 하고 다시 혈당 체크를 함
D&D 복용 전 혈당 체크	19시 00분	213		운동 후 커피믹스를 한 잔 마신 영향인지 혈당수치가 올라갔음
D&D 복용 시 인슐린 투입량	19시 15분		0	
D&D 복용 후 2시간 혈당체크	21시 15분	231		
7월 1일은 규칙적인 생활을 안 해서 혈당 관리가 안 되었다				

7월 2일 (실험 5일차)

항목	적응시간	혈당 수치	인슐린 주입량	특이 사항
1일 기초주입량	0시~24시		9.6 / 1일	
아침 공복 시 혈당	7시 05분	111		잠 자면서 화장실을 두어 번 가는데 한 번도 가지 않았다
아침 식사 시 인슐린 투입량	8시 30분		6	
아침 식사 후 2시간 혈당 체크	10시 30분	198		
점심 식사 전 혈당 체크	13시 02분	98		
점심 식사 시 인슐린 투입량			6	
점심 식사 후 2시간 혈당 체크	14시 46분	167		
D&D 복용 전 혈당 체크	17시 56분	111		
D&D 복용 시 인슐린 투입량	18시 05분		0	
D&D 복용 후 2시간 혈당체크	20시 18분	200		

D&D를 6일 동안 먹고 나서 **변화된 점**

D&D 먹기 전	D&D를 저녁식사 대시 먹은 후의 변화
아침에 늦게 일어난다. 또 다시 잔다(거의 100%)	6시 30분에서 7시 경에 일어난다
아침 식사를 하기가 싫다. 인스턴트커피 한 잔 하고 10시 30분경 식사(불규칙)	나도 모르게 어느 정도 규칙적인 생활이 되어가고 있다
운동을 해야 한다는 생각은 있지만 실천하지 못했다. 왜냐하면 일단 몸이 피곤해 귀찮고 누워있고 싶다.	운동해야 할 시간에 특별한 일이 있어 외출하지 않는다면 걷기 운동을 한다. 40분에서 1시간 정도
자다가 오른쪽 정강이에 가끔 마비가 온다	아직 증세는 나타나지 않았지만 혹시나 하는 두려움은 조금 가지고 있다
걷기 운동을 할 때도 마비가 올 때가 많다.	아직은 나타나고 있지 않고 있다
군것질을(단 성분을 많이 먹고 싶다) 고정적으로 했다	지금은 생각이 거의 나지 않으며 먹지도 않는다
그동안 고혈당인 상태에서 생활을 오래 해서 그런지 정상인의 혈당수치 110 정도만 되어도 저혈당 증세를 느낀다(땀 흘리고, 손발이 떨리고)	처음에는 나타났는데 지금은 느끼지 않는다
잠자는 동안에 소변을 2~3번 정도 본다	지금은 잠을 다 잔 후에 일어나서 가는 경우가 많다 (이때쯤이면 음경에 어느 정도 힘이 들어가 있다)

저녁식사로 **D&D를 먹으면서** 혈당 수치 변화 정리 ②

2017년 7월 3일부터 7월 7일까지

7월 3일 (실험 6일차)

항목	적응시간	혈당 수치	인슐린 주입량	특이 사항
1일 기초주입량	0시~24시		9,6 / 1일	
아침 공복 시 혈당	7시 05분	94		
아침 식사 시 인슐린 투입량	7시 30분		4,5	오늘부터 인슐린 주입을 6단위에서 4,5단위로 줄여서 주입함
아침 식사 후 2시간 혈당 체크	9시 15분	291		
점심 식사 전 혈당 체크	13시 04분	98		
점심 식사 시 인슐린 투입량	13시 10분		4,5	
점심 식사 후 2시간 혈당 체크	15시 25분	329	2추가 주입	아직은 인슐린 주입량을 줄이기에는 무리인 것 같다는 생각이 들어 2단위 추가 주입함
D&D 복용 전 혈당 체크	18시 45분	76		인슐린 추가 주입량 영향인 것 같다
D&D 복용 시 인슐린 투입량	20시 45분		0	
D&D 복용 후 2시간 혈당체크		140		너무 혈당이 낮은 것도 같고 잠 잘

7월 4일 (실험 7일차)

항목	적응시간	혈당 수치	인슐린 주입량	특이 사항
1일 기초주입량	0시~24시		9,6 / 1일	
아침 공복 시 혈당	6시 40분	90		
아침 식사 시 인슐린 투입량	7시 30분		4,5	
아침 식사 후 2시간 혈당 체크	9시 35분	287		12시경 요거트 1그릇 먹음
점심 식사 전 혈당 체크	13시 25분	194		
점심 식사 시 인슐린 투입량	13시 45분		4,5	
점심 식사 후 2시간 혈당 체크	15시 56분	218		
D&D 복용 전 혈당 체크	18시 56분	99		
D&D 복용 시 인슐린 투입량	19시 10분		0	
D&D 복용 후 2시간 혈당체크	21시 10분	144		

7월 5일 (실험 8일차)

항목	적응시간	혈당 수치	인슐린 주입량	특이 사항
1일 기초주입량	0시~24시		9,6 / 1일	
아침 공복 시 혈당	7시 26분	91		
아침 식사 시 인슐린 투입량	8시 20분		4,5	
아침 식사 후 2시간 혈당 체크	10시 19분	184		아침 식사량이 평소보다 조금 많았으나 40분 정도 걷기 운동을 해서 그런지…
점심 식사 전 혈당 체크	13시 19분	138		
점심 식사 시 인슐린 투입량	13시 30분		4,5	
점심 식사 후 2시간 혈당 체크	15시 31분	180		
D&D 복용 전 혈당 체크	18시 56분	112		
D&D 복용 시 인슐린 투입량	19시 00분		0	
D&D 복용 후 2시간 혈당체크	21시 00분	154		

7월 3일 (실험 6일차)				
항목	적용시간	혈당 수치	인슐린 주입량	특이 사항
1일 기초주입량	0시~24시		9.6 / 1일	
	3시 29분	74		너무 배가 고파 자다가 일어남. 토마토 1개 먹음
아침 공복 시 혈당	6시 41분	113		인슐린 펌프 기초주입 일시 정지(3시 29분~6시 41분까지) - 혹시 저혈당 올지 몰라서 일시정지함
아침 식사 시 인슐린 투입량	7시 30분		4.5	아침식사 후 D&D 1스푼 먹음
아침 식사 후 2시간 혈당 체크	9시 30분	280		
점심 식사 전 혈당 체크				체크 못함
점심 식사 시 인슐린 투입량	13시 30분		4.5	점심식사 후 D&D 1스푼 먹음
점심 식사 후 2시간 혈당 체크	15시 35분	232		
D&D 복용 전 혈당 체크	18시 23분	186		
D&D 복용 시 인슐린 투입량			0	
D&D 복용 후 2시간 혈당체크	20시 30분	191		

7월 7일 (D&D를 10일 먹고 나서 공복으로 피검사를 함)				
항목	적용시간	혈당 수치	인슐린 주입량	특이 사항
1일 기초주입량	0시~24시		9.6 / 1일	여름에도 이불을 깔고 얇은 이불을 덮고 자는데 오늘 밤에는 대나무 돗자리에서 잠을 잤다. 겨울에는 손발이 엄청 차고 추위를 많이 타고 여름에는 어지간한 더위도 잘 참는 편인데 요즈음 많이 덥다는 느낌을 받고 있다.
아침 공복 시 혈당	6시 39분	97		
아침 식사 시 인슐린 투입량	8시 30분		4.5	
아침 식사 후 2시간 혈당 체크	10시 20분	174		
점심 식사 전 혈당 체크		179		11시에 믹스커피 1잔 마심
점심 식사 시 인슐린 투입량	13시 30분		4.5	
점심 식사 후 2시간 혈당 체크	15시 33분	449		왜 갑자기 혈당이 많이 올라갔을까?
	18시 05분	331		갑자기 올라간 혈당 때문에 다시 한 번 체크
D&D 복용 전 혈당 체크	18시 41분	277		
D&D 복용 시 인슐린 투입량			0	
D&D 복용 후 2시간 혈당체크	20시 41분	191		
	21시 20분			혈당이 좀 높아서 40분 걷기 운동함
	22시 56분	104		저혈당에 대한 염려 때문에 요거트 1그릇 먹음
	23시 56분			펌프 일시 정지(밤 11시 56분부터~아침 7시 10분까지) - 혹시 저혈당이 오지 않을까 해서

　　디앤디를 10일 동안 복용하고 난 후 7월 7일에 검사한 혈액검사 지입니다.

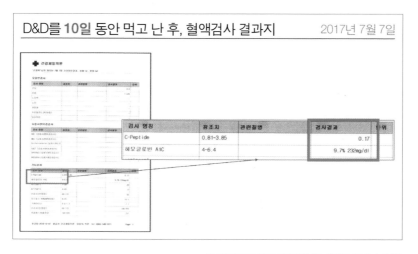

D&D를 10일 동안 먹고 난 후, 혈액검사 결과지　　2017년 7월 7일

검사 명칭	참조치	관련질병	검사결과	단위
C-Peptide	0.81-3.85		0.17	
헤모글로빈 A1C	4-6.4		9.7% 232mg/dl	

디앤디를 10일 동안 복용하고 나서 다시 한 혈액검사결과를 보고 저는 어떤 일이 있어도 디앤디를 복용해야겠다는 확고한 결심을 하였습니다. 바로 이거다 디앤디! 디앤디를 먹으면 당뇨합병증은 앞으로 더 이상 오지 않겠구나 하는 생각을 하게 되었습니다. 왜 그랬을까요? 불과 10일 만에 정말 믿어지지 않는 혈액 검사 결과를 보았기 때문이었습니다. 다음 자료는 저녁식사 대신 디앤디를 복용하는 동안 나타난 혈당체크 기록지입니다.

저녁식사로 D&D를 먹으면서 혈당 수치 변화 정리 ③

2017년 7월 8일부터 7월 15일까지

7월 8일

항목	적용시간	혈당 수치	인슐린 주입량	특이 사항
1일 기초주입량	0시~24시		9.6 / 1일	기초주입량을 9.6에서 8.3으로 조정(전보다 1.3의 기초주입량을 줄임)
아침 공복 시 혈당	7시 08분	161		
아침 식사 시 인슐린 투입량	8시 25분		6	
아침 식사 후 2시간 혈당 체크	10시 23분	241		
점심 식사 전 혈당 체크				
점심 식사 시 인슐린 투입량			5	
점심 식사 후 2시간 혈당 체크				
D&D 복용 전 혈당 체크	19시 16분	175		
D&D 복용 시 인슐린 투입량			0	
D&D 복용 후 2시간 혈당체크	21시 28분	215		

7월 9일

항목	적용시간	혈당 수치	인슐린 주입량	특이 사항
1일 기초주입량	0시~24시		9.6 / 1일	
아침 공복 시 혈당	7시 52분	164		
아침 식사 시 인슐린 투입량			5.2	
아침 식사 후 2시간 혈당 체크				
점심 식사 전 혈당 체크				
점심 식사 시 인슐린 투입량			6	
점심 식사 후 2시간 혈당 체크	16시 30분	303		
D&D 복용 전 혈당 체크				
일반 식사			8	D&D가 아닌 일반 식사를 함
D&D 복용 후 2시간 혈당체크				몸의 피곤함인지 오전에도 자고 저녁 먹고 잠이 들어 아침 6시까지 잠을 잤다. 그동안 너무 피곤했었나

7월 10일

항목	적용시간	혈당 수치	인슐린 주입량	특이 사항
1일 기초주입량	0시~24시		9.6 / 1일	
아침 공복 시 혈당	5시 53분	225		
아침 식사 시 인슐린 투입량	8시 20분		8	공복혈당이 많이 높아서 평소보다 3.5 단위를 더 주입함
아침 식사 후 2시간 혈당 체크				D&D 1스푼 먹음
점심 식사 전 혈당 체크		247		
점심 식사 시 인슐린 투입량	13시 40분		6	D%D 1스푼 먹음
점심 식사 후 2시간 혈당 체크	15시 40분	306		
D&D 복용 전 혈당 체크	18시 05분	250		
D&D 복용 시 인슐린 투입량	18시 10분		0	
D&D 복용 후 2시간 혈당체크		260		

7월 11일

항목	적용시간	혈당 수치	인슐린 주입량	특이 사항
1일 기초주입량	0시~24시		9.6 / 1일	
아침 공복 시 혈당		227		인슐린 펌프 주입호스의 파손으로 인슐린이 밖으로 새어 나옴, 왜 이렇게 공복혈당이 높을까 고민했다
아침 식사 시 인슐린 투입량	8시 40분		4	아침 식사 때 인슐린을 주입하면서 주입호스가 샌다는 것을 알게 되었고 다시 새것으로 교체하고 주입함
아침 식사 후 2시간 혈당 체크	10시 55분	202		30분 걷기 운동
점심 식사 전 혈당 체크	13시 28분	124		
점심 식사 시 인슐린 투입량	13시 45분		4.5	
점심 식사 후 2시간 혈당 체크	16시 28분	132		
D&D 복용 전 혈당 체크	18시 39분	94		
D&D 복용 시 인슐린 투입량			0	
D&D 복용 후 2시간 혈당체크	21시 41분	131		20시 50분부터 기초주입량을 0.4에서 0.2로 낮췄다
	23시 50분	124		기초주입량을 줄인 상태에서 혈당체크

7월 12일

항목	적용시간	혈당 수치	인슐린 주입량	특이 사항
1일 기초주입량	0시~24시		9.6 / 1일	
아침 공복 시 혈당	6시 17분	142		기초 주입량을 줄여서 그런지 약간 혈당치가 높게 나옴
아침 식사 시 인슐린 투입량	8시 30분		4.5	기초 주입량을 원래대로 0.4씩 주입하는 것으로 8시 30분부터 결정함
아침 식사 후 2시간 혈당 체크	10시 30분	194		30분 걷기 운동
점심 식사 전 혈당 체크	13시 20분	172		
점심 식사 시 인슐린 투입량	13시 45분		4.5	
점심 식사 후 2시간 혈당 체크	15시 45분	158		
D&D 복용 전 혈당 체크	18시 34분	98		
D&D 복용 시 인슐린 투입량	18시 45분		0	
D&D 복용 후 2시간 혈당체크	20시 31분	149		

7월 13일

항목	적용시간	혈당 수치	인슐린 주입량	특이 사항
1일 기초주입량			9.6 / 1일	
아침 공복 시 혈당		110		
아침 식사 시 인슐린 투입량			4	
아침 식사 후 2시간 혈당 체크				
점심 식사 전 혈당 체크				
점심 식사 시 인슐린 투입량			4	
점심 식사 후 2시간 혈당 체크				
D&D 복용 전 혈당 체크	18시 43분	213		
D&D 복용 시 인슐린 투입량			0	
D&D 복용 후 2시간 혈당체크	20시 46분	180		

7월 14일

항목	적용시간	혈당 수치	인슐린 주입량	특이 사항
1일 기초주입량	0시~24시		9.6 / 1일	
아침 공복 시 혈당	7시 23분	126		
아침 식사 시 인슐린 투입량	8시 30분		5.5	펌프 기기를 잘못 작동하여 1.5를 더 주입함
아침 식사 후 2시간 혈당 체크	10시 34분	270		
점심 식사 전 혈당 체크	13시 26분	193		
점심 식사 시 인슐린 투입량			5	
점심 식사 후 2시간 혈당 체크	15시 50분	208		
D&D 복용 전 혈당 체크	18시 51분	164		
D&D 복용 시 인슐린 투입량			0	
D&D 복용 후 2시간 혈당체크	20시 50분	191		

7월 15일

항목	적용시간	혈당 수치	인슐린 주입량	특이 사항
1일 기초주입량	0시~24시		9.6 / 1일	
아침 공복 시 혈당	8시 31분	107		
아침 식사 시 인슐린 투입량			5	
아침 식사 후 2시간 혈당 체크				
점심 식사 전 혈당 체크				
점심 식사 시 인슐린 투입량			5	
점심 식사 후 2시간 혈당 체크				
D&D 복용 전 혈당 체크				
D&D 복용 시 인슐린 투입량			0	
D&D 복용 후 2시간 혈당체크				

저녁식사로 D&D를 먹으면서 혈당 수치 변화 정리 ④

7월 16일

항목	적용시간	혈당 수치	인슐린 주입량	특이 사항
1일 기초주입량	0시~24시		9.6 / 1일	
아침 공복 시 혈당	7시 59분	98		
아침 식사 시 인슐린 투입량			5	
아침 식사 후 2시간 혈당 체크				
점심 식사 전 혈당 체크				
점심 식사 시 인슐린 투입량			5	
점심 식사 후 2시간 혈당 체크				
D&D 복용 전 혈당 체크	19시 14분	187		
D&D 복용 시 인슐린 투입량			0	
D&D 복용 후 2시간 혈당체크	21시 26분	197		
	24시 04분	112		24시 24분 펌푸주입 일시정지: 혈당수치가 너무 낮아서

7월 17일

항목	적용시간	혈당 수치	인슐린 주입량	특이 사항
1일 기초주입량	0시~24시		9.6 / 1일	
아침 공복 시 혈당	6시 55분	176		어젯밤에 혈당수치가 너무 낮아 펌프를 일시정지한 상태(약 7시간)에서 나온 공복혈당
아침 식사 시 인슐린 투입량	8시 00분		5	
아침 식사 후 2시간 혈당 체크				
점심 식사 전 혈당 체크				
점심 식사 시 인슐린 투입량			5	
점심 식사 후 2시간 혈당 체크				
일반 식사				D&D를 안 먹고 아는 분을 만나 식당에서 삼겹살에 소주 1.5병 마심, 아이스크림 1개 먹음
D&D 복용 시 인슐린 투입량			0	조금 있다가 맥주 3병 정도 마심
D&D 복용 후 2시간 혈당체크				

7월 18일

항목	적용시간	혈당 수치	인슐린 주입량	특이 사항
1일 기초주입량	0시~24시		8.4 / 1일	20시부터 아침 08시까지 기초주입량을 0.4에서 0.2로 줄임
아침 공복 시 혈당				어제 저녁 과음으로 혈당체크 못함
아침 식사 시 인슐린 투입량			0	아침식사 안 함
아침 식사 후 2시간 혈당 체크				
점심 식사 전 혈당 체크				점심식사는 평소처럼 함
점심 식사 시 인슐린 투입량			5	
점심 식사 후 2시간 혈당 체크				
D&D 복용 전 혈당 체크	16시 43분	167		
D&D 복용 시 인슐린 투입량			0	
D&D 복용 후 2시간 혈당체크	19시 05분	170		

7월 19일

항목	적용시간	혈당 수치	인슐린 주입량	특이 사항
1일 기초주입량	0시~24시		8.4 / 1일	20시부터 아침 08시까지 기초주입량을 0.4에서 0.2로 줄임
아침 공복 시 혈당	6시 36분	146		
아침 식사 시 인슐린 투입량	8시 30분		5	
아침 식사 후 2시간 혈당 체크	10시 30분			
점심 식사 전 혈당 체크				
점심 식사 시 인슐린 투입량			5	
점심 식사 후 2시간 혈당 체크				
D&D 복용 전 혈당 체크		112		
D&D 복용 시 인슐린 투입량			0	
D&D 복용 후 2시간 혈당체크				

7월 20일

항목	적응시간	혈당 수치	인슐린 주입량	특이 사항
1일 기초주입량	0시~24시		8.4 / 1일	20시부터 아침 08시까지 기초주입량을 0.4에서 0.3으로 조정
아침 공복 시 혈당	7시 12분	156		
아침 식사 시 인슐린 투입량			5	
아침 식사 후 2시간 혈당 체크				
점심 식사 전 혈당 체크				
점심 식사 시 인슐린 투입량			5	
점심 식사 후 2시간 혈당 체크				
D&D 복용 전 혈당 체크	18시 41분	183		
D&D 복용 시 인슐린 투입량			0	
D&D 복용 후 2시간 혈당체크	20시 49분	206		

7월 21일

항목	적응시간	혈당 수치	인슐린 주입량	특이 사항
1일 기초주입량	0시~24시		8.4 / 1일	20시부터 아침 08시까지 기초주입량을 0.4에서 0.3으로 조정
아침 공복 시 혈당	7시 36분	138		
아침 식사 시 인슐린 투입량			5	
아침 식사 후 2시간 혈당 체크				
점심 식사 전 혈당 체크				
점심 식사 시 인슐린 투입량			2	
점심 식사 후 2시간 혈당 체크				
D&D 복용 전 혈당 체크	18시 42분	119		
D&D 복용 시 인슐린 투입량			0	
D&D 복용 후 2시간 혈당체크	20시 43분	171		

7월 22일

항목	적응시간	혈당 수치	인슐린 주입량	특이 사항
1일 기초주입량	0시~24시		8.4 / 1일	20시부터 아침 08시까지 기초주입량을 0.4에서 0.3으로 조정
아침 공복 시 혈당				
아침 식사 시 인슐린 투입량				서울 다녀오느라 측정 못 함
아침 식사 후 2시간 혈당 체크				
점심 식사 전 혈당 체크				
점심 식사 시 인슐린 투입량			0	황성주 생식 물에 타서 먹음
점심 식사 후 2시간 혈당 체크				
D&D 복용 전 혈당 체크				
D&D 복용 시 인슐린 투입량			0	황성주 생식 물에 타서 먹음
일반 식사			6	서울에서 집에 늦게 도착해서 일반 식사 하고 인슐린 6 주입함

7월 23일

항목	적응시간	혈당 수치	인슐린 주입량	특이 사항
1일 기초주입량	0시~24시		8.4 / 1일	20시부터 아침 08시까지 기초주입량을 0.4에서 0.3으로 조정
아침 공복 시 혈당	8시 57분	142		
아침 식사 시 인슐린 투입량	10시 05분		5	
아침 식사 후 2시간 혈당 체크				
점심 식사 전 혈당 체크				
점심 식사 시 인슐린 투입량	14시 20분		5	
점심 식사 후 2시간 혈당 체크				
D&D 복용 전 혈당 체크	19시 33분	161		
D&D 복용 시 인슐린 투입량	19시 40분		0	
D&D 복용 후 2시간 혈당체크	23시 03분	158		깜빡하고 늦게 측정

7월 24일

항목	적응시간	혈당 수치	인슐린 주입량	특이 사항
1일 기초주입량	0시~24시		8.4 / 1일	20시부터 아침 08시까지 기초주입량을 0.4에서 0.3으로 조정
아침 공복 시 혈당	7시 14분	132		
아침 식사 시 인슐린 투입량	7시 50분		5	
아침 식사 후 2시간 혈당 체크				
점심 식사 전 혈당 체크				
점심 식사 시 인슐린 투입량	12시 45분		5	황성주 생식을 물에 타서 점심 해결(인슐린 주입 안 함)
점심 식사 후 2시간 혈당 체크	15시 36분	193		조금 늦게 측정
D&D 복용 전 혈당 체크	19시 41분	142		17시경 요구르트 1그릇 먹음
D&D 복용 시 인슐린 투입량	19시 55분		0	
D&D 복용 후 2시간 혈당체크	21시 57분	155		20분 동안 걷기 운동함

저녁식사로 D&D를 먹으면서 혈당 수치 변화 정리 ⑤

2017년 7월 25일부터 7월 30일까지

7월 25일

항목	적용시간	혈당 수치	인슐린 주입량	특이 사항
1일 기초주입량	0시~24시		8.4 / 1일	20시부터 아침 08시까지 기초주입량을 0.4에서 0.3으로 조정
아침 공복 시 혈당	6시 12분	111		
아침 식사 시 인슐린 투입량	8시 45분		5	
아침 식사 후 2시간 혈당 체크				
점심 식사 전 혈당 체크	12시 24분	133		
점심 식사 시 인슐린 투입량	12시 30분		2	D&D 1스푼 + 황성주 생식 + 우유 200ml = 점심식사
점심 식사 후 2시간 혈당 체크	13시 38분	106		요거트 먹음(평소보다 양이 조금 더 많음)
D&D 복용 전 혈당 체크	18시 50분	93		
D&D 복용 시 인슐린 투입량			0	
D&D 복용 후 2시간 혈당체크	20시 56분	114		20분 동안 걷기 운동함

7월 26일

항목	적용시간	혈당 수치	인슐린 주입량	특이 사항
1일 기초주입량	0시~24시		8.4 / 1일	20시부터 아침 08시까지 기초주입량을 0.4에서 0.3으로 조정
아침 공복 시 혈당	6시 26분	87		
아침 식사 시 인슐린 투입량	7시 55분		5	
아침 식사 후 2시간 혈당 체크	9시 57분	156		20분 동안 걷기 운동함
점심 식사 전 혈당 체크	12시 14분	110		
점심 식사 시 인슐린 투입량	12시 20분		0	D&D 1스푼 + 황성주 생식 + 우유 200ml = 점심식사
점심 식사 후 2시간 혈당 체크	14시 20분 14시 35분	265 239		
D&D 복용 전 혈당 체크	18시 37분	135		
D&D 복용 시 인슐린 투입량	18시 45분		0	
D&D 복용 후 2시간 혈당체크	20시 52분	117		20분 동안 걷기 운동함

7월 27일

항목	적용시간	혈당 수치	인슐린 주입량	특이 사항
1일 기초주입량	0시~24시		8.4 / 1일	20시부터 아침 08시까지 기초주입량을 0.4에서 0.3으로 조정
아침 공복 시 혈당	7시 05분	125		
아침 식사 시 인슐린 투입량	7시 40분		0	일반밥 + D&D 1스푼 + 우유 200ml = 아침식사 해결
아침 식사 후 2시간 혈당 체크	9시 40분	336	3	아침식사 후 펌프 주입기가 막혔다는 것 몰랐고, 지금 인슐린 주입기 교체해서 3단위 주입함
점심 식사 전 혈당 체크	11시 41분	68		펌프 주입호스가 막혔다는 메시지로 인슐린 주입량을 정확하게 몰라 문제 발생했다고 생각 저혈당 증세가 오기 시작하여 평소보다 빨리 먹음 오늘은 아침식사 때 당뇨식을 먹고 혈당치를 관찰하고자 했지만 펌프주입 호스 문제 발생 -내일 다시 관찰
점심 식사 시 인슐린 투입량	11시 45분		0	D&D 1스푼 + 황성주 생식 + 우유 200ml = 점심식사
점심 식사 후 2시간 혈당 체크	13시 43분 15시 27분	155 179		수치가 68 나온 이후로 측정한 것이므로 평소에 측정되는 수치는 180~195 정도 예상(인슐린 주입을 안 한 상태) 중간에 방울토마토 먹음
D&D 복용 전 혈당 체크	18시 34분	110		
D&D 복용 시 인슐린 투입량	18시 45분	121	0	
D&D 복용 후 2시간 혈당체크	20시 47분	117		요거트 먹음(평소보다 양이 조금 더 많음)

7월 28일

항목	적용시간	혈당 수치	인슐린 주입량	특이 사항
1일 기초주입량	0시~24시		8.4 / 1일	20시부터 아침 08시까지 기초주입량을 0.4에서 0.3으로 조정
아침 공복 시 혈당	6시 10분	105		
아침 식사 시 인슐린 투입량	7시 45분		2.5	일반밥 + D&D 1스푼 + 우유 200ml = 아침식사 해결
아침 식사 후 2시간 혈당 체크	9시 35분	166		
점심 식사 전 혈당 체크	12시 11분	93		
점심 식사 시 인슐린 투입량	12시 15분		0	D&D 1스푼 + 황성주 생식 + 우유 200ml = 점심식사
점심 식사 후 2시간 혈당 체크	14시 17분	202		
D&D 복용 전 혈당 체크	18시 30분	80		
D&D 복용 시 인슐린 투입량	18시 45분		0	
D&D 복용 후 2시간 혈당체크	20시 47분	110		20분 동안 걷기 운동함

7월 29일				
항목	적용시간	혈당 수치	인슐린 주입량	특이 사항
1일 기초주입량	0시~24시		8.4 / 1일	20시부터 아침 08시까지 기초주입량을 0.4에서 0.3으로 조정
아침 공복 시 혈당	6시 29분	83		
아침 식사 시 인슐린 투입량	7시 30분		2.5	일반밥 + D&D 1스푼 + 우유 100ml = 아침식사 해결
아침 식사 후 2시간 혈당 체크				
점심 식사 전 혈당 체크				
점심 식사 시 인슐린 투입량	13시 10분		3	일반 식사
점심 식사 후 2시간 혈당 체크	15시 12분	178		
D&D 복용 전 혈당 체크	19시 15분	165		
D&D 복용 시 인슐린 투입량			0	
D&D 복용 후 2시간 혈당체크	21시 29분	139		

7월 30일				
항목	적용시간	혈당 수치	인슐린 주입량	특이 사항
1일 기초주입량	0시~24시		8.4 / 1일	20시부터 아침 08시까지 기초주입량을 0.4에서 0.3으로 조정
아침 공복 시 혈당	8시 22분	115		새벽 3시경 배가 너무 고파 방울토마토를 먹고 다시 잠
아침 식사 시 인슐린 투입량				
아침 식사 후 2시간 혈당 체크				
점심 식사 전 혈당 체크				
점심 식사 시 인슐린 투입량				
점심 식사 후 2시간 혈당 체크				
D&D 복용 전 혈당 체크				
D&D 복용 시 인슐린 투입량				
D&D 복용 후 2시간 혈당체크				

8. 다시 무절제한 생활을 시작하다

디앤디를 복용하면서 모범적인 당뇨인 생활만 한 것은 아니었습니다. 완벽하지는 않았지만 저는 디앤디를 복용하면서 어느 정도 당뇨가 회복되니 잠시 방심하고 다시 무절제한 생활을 하였습니다. 인슐린펌프를 떼어 낼 거라, 췌장베타세포가 재생이 될 거라 생각해 본적도 없고 기대조차도 한 적이 없기 때문에 개인적으로 안일한 생각이었지만 디앤디를 꾸준히 먹다 보면 더 이상 합병증은 안 오겠구나 하는 생각을 하게 되었습니다.

디앤디를 먹으면서 건강이 좋아지다 보니 디앤디의 효능을 전적으로 믿고 혈당관리를 소홀히 했고, 저의 건강 때문에(그 당시 본인은 근로능력이 없는 진단을 받은 상태) 그동안 가정에 경제적으로 전혀 도움을 주지 못했던 저는 디앤디를 복용한 지 대략 45일 만에 2017년 8월

14일부터 학원 강사를 다시 시작하게 되었고, 9월 2일부터는 부모님에게도 디앤디를 드려야겠다는 생각에 철물점에서 배달 일을 시작하였습니다. 아침 7시 30분부터 오후 3시 30분까지 철물점 배달일, 오후 6시부터 9시 30분까지는 학원에서 학생들을 가르치고 집에 돌아오면 밤늦게까지 수업준비를 했습니다. 그렇게 잠자는 시간이 빠듯할 정도로 하루하루를 지내게 되었습니다.

어느 날에는 이삼구 박사님이 직접 제가 일하는 철물점에 찾아오셔서 건강이 좋아지고 있는 상태에서 너무 무리하면 다시 악화된다고 조언을 했습니다. 하지만 저는 제가 돈을 벌어 부모님에게 디앤디를 선물해 드리고 싶었습니다. 그럴려면 돈을 벌어야 했기에 바쁜 일정을 포기할 수 없었습니다. 부모님에게 디앤디를 드려야겠다는 생각이 너무 강했던 것입니다.

디앤디의 효능을 믿고 정상인들도 하기 힘든 육체노동을 무리하게 하면서 과로와 수면부족 상태에 있었습니다. 개구리가 올챙이 시절 모른다고 당뇨환자에게는 최악인 음주, 믹스커피, 라면, 빵, 떡 등을 비롯한 여러 음식을 먹으면서 거의 8~9개월 정도의 무절제한 생활을 하게 되었습니다. 2018년 4월 24일 디앤디의 복용으로 치아 건강이 호전되었습니다. 이후에 임플란트 시술을 받았습니다. 다음은 그 자료입니다.

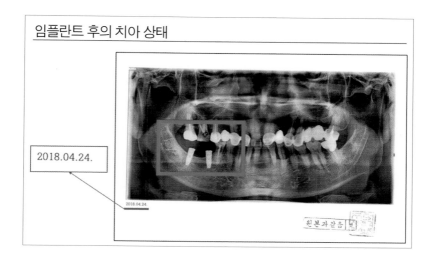

임플란트 후의 치아 상태

2018.04.24.

원본과같음

2018년 6월 디앤디를 복용한 지 1년 정도 지나서 다시 혈액검사를 했습니다. 결과는 좋지 않았습니다. 디앤디의 효능을 믿고 혈당 관리를 소홀히 하고, 무리한 육체노동으로 인해 당화혈색소의 수치가 8.6으로 안 좋은 결과가 나왔습니다. 그럼에도 중성지방을 포함한 다른 검사항목은 정상으로 나온 것이 신기했었습니다.

디앤디를 1년 정도 먹고 난 후, 혈액검사 결과지에 대해 반성했습니다. 디앤디를 1년 정도 복용하고 난 후 혈액 검사 결과를 보면서 아무리 좋은 제품이라 할지라도 "무절제한 생활은 아니다."라고 생각을 하게 되었습니다. 이 당시 이삼구 박사님께서 저의 혈액검사지를 보면서 췌장베타세포가 흔들거리고 있다고 하면서 디앤디를 아침, 점심, 저녁 세 끼를 먹을 것을 권유했습니다.

9. 디앤디(D&D), 회복의 기적을 맞이하다

다시 초심으로 돌아가 디앤디를 아침, 점심, 저녁 세 번 먹으면서 혈당관리와 운동을 철저하게 했습니다. 그리고 7월 11일에 다시 혈액검사를 했습니다. 혈액검사결과지를 보면서 처음으로 서운한 생각을 했습니다. 비록 한 달간의 시간이었지만 아침, 점심, 저녁으로 디앤디를 먹으면서 밥 생각이 나서 많이 힘들었던 만큼 마음속으로는 기대를 좀 했거든요. 그런데 씨펩타이드 수치가 6월 9일 혈액검사에서는 0.34, 7월 11일 혈액검사에서는 0.36이 나오니까 약간 실망을 한 것은 사실입니다. 하지만 크게 변화한 점이 하나가 있었습니다. 그건 다름 아닌 인슐린 주입량의 문제였습니다.

하루 세끼 식사를 디앤디로 대신하니 초속 인슐린 주입량은 전혀 주입하지 않아도 되었습니다. 기초주입량도 거의 들어가지 않는 상태였습니다. 그런데도 인슐린 펌프를 차고 있으면 저혈당이었고, 인슐린 펌프를 떼어내면 고혈당이었습니다. 정말 이러지도 저러지도 못하면서 많은 고민을 했습니다.

인슐린 주입량에 대하여 이삼구 박사님과 제 친구인 건강제일의원 원장님과 함께 상담을 한 결과, 현재 췌장베타세포가 역할을 조금 하는 것 같다고 하면서 인슐린 펌프를 제거하고 많이 힘들지라도 운동으로 혈당조절을 하면서 이겨내라는 말을 듣게 되었습니다. 그래서 2018년 7월 12일에 지긋지긋한 인슐린 펌프를 제 몸에서 완전히 떼어내게 되었습니다.

정말 기적 같은 일이었습니다. 제가 무절제한 생활만 안했다면 좀 더 일찍 인슐린펌프를 떼어낼 수도 있었는데 말입니다. 그런 생각을 하면서 마음 한편에서는 좋은 소식이 오리라는 기대가 일었습니다.

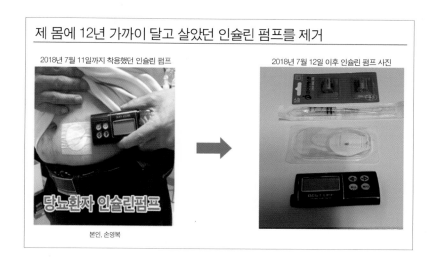

제 몸에 12년 가까이 달고 살았던 인슐린 펌프를 제거

2018년 7월 11일까지 착용했던 인슐린 펌프

2018년 7월 12일 이후 인슐린 펌프 사진

본인, 손영복

2018년 8월, 저는 혈액 검사지를 보고 환호했습니다. 인슐린펌프를 떼어낸 후 다시 디앤디를 아침, 점심, 저녁으로 먹으면서 열심히 운동을 하였습니다. 그리고 2018년 8월 17일에 혈액 검사를 했더니 인슐린 분비량, 씨펩타이드 수치가 정상범위에 있는 결과를 접했습니다. 당시만 해도 믿어지지 않는 결과였습니다. 대략 13개월 동안 저녁 한 끼 식사로 디앤디를 복용하였습니다.

2개월은 아침, 점심, 저녁 하루 세끼 식사로 복용하였습니다. 그 결과 2018년 8월 16일에는 인슐린분비량, 씨펩타이드 수치가 정상범위에 있다는 혈액검사 결과를 받게 되었습니다. 사실 그 당시 씨펩타이드와 인슐린 분비량이 정상이 되었다는 혈액 검사지를 본

제 마음은 덤덤했었습니다. 10여 년 동안 몸에 인슐린펌프를 달고 살다가 떼어냈을 때 얼마나 기분 좋은지, 경험해 보지 못한 분들은 모를 것입니다.

저는 한여름인 2018년 7월 12일 날 인슐린 펌프를 떼어냈는데, 뜨거운 여름날 자유스럽게 샤워할 수 있다는 것만으로도 온 세상을 다 얻은 것 같았습니다. 다음은 인슐린 펌프 탈거 후 1형 당뇨의 정상화를 나타낸 그림입니다.

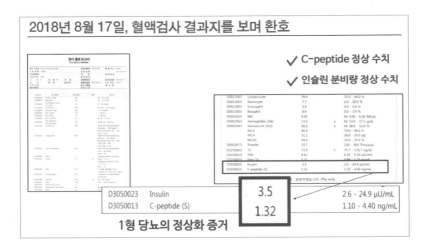

디앤디를 먹고 나서 씨펩타이드, 인슐린 분비량이 정상으로 돌아왔습니다. 하지만 그런 후에도 당뇨로부터 완전히 자유로운 생활은 아니었습니다. 혈액검사지에서 정상이라는 결과는 나왔지만 대략 8개월 동안 끊임없이 제 건강에 대해 많이 궁금해했습니다.

또한 당뇨환자에게는 최악인 음식들을 먹으면서 무모한 시험을 여러 번 해보면서 지내게 되었습니다. 그리고 2019년 4월 18일에 혈액검사를 하였습니다. 그다음 날 혈액 검사지를 보러 병원을 찾았을 때 그동안 혈당 수치는 잘 나왔지만 그래도 긴장으로 가득 차 있었습니다. 의사선생님께서는 혈당 수치의 기복이 거의 없는 안정적인 혈당 수치가 지속적으로 유지되고 있다며 좋아했습니다. 하지만 그렇다고 해서 방심해선 안 된다고, 관리는 앞으로도 계속 하셔야 된다고 했습니다. 당사자인 저 역시 무척 기뻤습니다. 그때의 감격은 아마 겪어보지 않은 사람은 모를 것입니다. 마음의 긴장이 비로소 풀리면서 두려움이 사라지게 되었습니다.

그 당시 저는 너무나 기분이 좋았고 그 이후로도 지금 현재까지 생활습관을 더욱 철저히 지키게 되었으며, 그 후로 지금까지 병원치료는 한 번도 받아본 적이 없습니다. 어떻게 얻은 건강인데 다시는 그 지긋지긋한 당뇨환자로 돌아가고 싶지 않습니다. 저는 지금의 생활이 너무나도 행복합니다. 아래의 진료자료는 2019년 4월 18일의 검사결과지입니다. 지금의 행복을 검사결과지가 증명해 주고 있습니다.

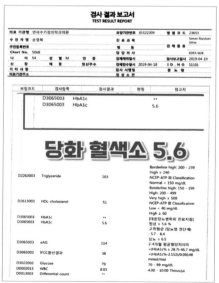

10. 당뇨환자들에게 전하는 희망의 메시지

처음 당뇨 판정을 받으시면 사형선고라도 받은 듯 참담해집니다. 당연한 반응입니다. 당뇨는 평생을 고통스러운 생활의 연속이고, 악화되면 합병증으로 생명을 잃기도 하는 난치병이기 때문입니다. 하지만 이젠 더 이상 낙담하지 않으셔도 됩니다. 이제는 239바이오 대표이신 이삼구 박사님이 개발한 췌장베타세포재생물질인 디앤디가 있습니다. 당뇨인 여러분! 희망이 있습니다. 디앤디와 함께한다면 더 이상 불치병이 아닙니다.

처음에 당뇨판정을 받은 당뇨환자들은 진단을 받은 초기에는 열심히 책도 찾아보고 인터넷도 검색합니다. 당뇨에 대해 온갖 것들을 연구하며 운동도 열심히 하고 식사를 조절하는 등 적극적으로 실행합니다. 그러나 2~3개월이 지나면서 마음가짐이 조금씩 무뎌지고 느슨해져 자신이 당뇨환자라는 사실에 무뎌지고 맙니다. 기름진 음식을 보면 인슐린부터 주입하고 먹고 보자는 식으로 식욕을 참지 않고 먹고 마십니다. 그러다보니 당뇨병을 지속적으로 악화시키는 생활을 하게 되는 경우가 많습니다. 또한 효과가 입증되지 않은 치료법에 시간과 돈을 낭비하는 경우도 종종 있습니다.

저 역시 오랜 시간을 당뇨에 시달리면서 이유 없이 신경이 날카로워지고 짜증도 많아졌습니다. 특히 혈당을 체크했을 때 수치가 오르락내리락할 때마다 스트레스를 받아 수치에 매달려 사는 고통의 세월을 보냈습니다. 그러던 중 친구의 권유로 인해 제 앞에 천사처럼 나타난 디앤디는 제 삶을 완전히 바꿔 놓았습니다. 그 천사 같은 친구가 재차 권하지 않았다면 저는 어쩌면 지금 생사의 기로에 놓여있을지도 모릅니다. 처음엔 디앤디를 거절했던 저에게 재차 권해준 친구가 너무 고맙습니다. 지금은 이렇게 좋은 나날을 보내고 있으니 말입니다. 디앤디 체험 수기는 열 번이라도 쓰겠습니다. 나와 똑같은 고통 속에서 힘들어하고 있는 당뇨환자들에게 희망을 줄 수 있다면 기꺼이 그러겠습니다.

저는 디앤디를 소개받고 한 끼 식사를 저녁밥 대신 먹으면서 '디앤디로 인해 분명 내 당뇨병이 좋아지겠구나. 적어도 합병증에 시달리지는 않겠구나. 디앤디에는 뭔가가 분명 있다!'라는 희망을 가질 수 있게 되었습니다. 암흑 속에 있는 내게 한 줄기의 빛이었던 디앤디. 당뇨를 고친다는 약은 이 세상에서 지금까지 수천 가지도 넘게 많이 나왔습니다. 또한 그런 약은 이미 많은 사람들이 복용하였습니다. 하지만 지금까지 전 세계 어디에서도 한약이든, 양약이든 약으로 당뇨를 고친 예는 없다고 들었습니다. 1형 당뇨에서 탈출할 수 있는 유일한 방법은 오직 췌장베타세포재생 물질인 ㈜239바이오에서 생산한 식품인 디앤디뿐입니다.

2019년 4월 30일 네이버 '1형 당뇨 완치' 카페를 만들었습니다. 그 후에 카페에서 디앤디 홍보대사로 왕성한 활동을 시작했습니다. 이제는 남은 하루를 살더라도 남의 시선에 구애받지 않고 사람답게 살아갈 수 있다는 것을 생각하니 그저 꿈만 같습니다. 서로를 격려하며 각자의 체험을 나누는 것은 좋은 일입니다. 제가 체험한 이 기쁨을 혼자만 알고 있을 것이 아니라 당뇨와 싸우고 있는 많은 환자들과 공유하고 있습니다. 전 세계에 단 하나뿐인 췌장베타세포재생물질인 디앤디를 알려서 공유하고자 '1형 당뇨 완치'라는 제목의 카페를 만들게 되었습니다. 또한 디앤디 복용 체험 수기를 쓰게 되었습니다.

저의 디앤디 복용 체험 수기가 1형 당뇨인과 소아당뇨인 그리고 당뇨합병증으로 고생하시는 2형 당뇨인들에게 삶의 큰 희망이 되었으면 합니다. 그리하여 희망이 현실화되었으면 하는 바람입니다. "희망은 스스로 만들어 가는 것입니다." 내 손에 펜이 한 자루 있다면 그것은 희망입니다. 그 펜으로 그릴 수 있고 편지도 쓸 수 있으니까요. 내 입에 따뜻한 말 한마디가 담겨 있다면 그것은 희망입니다. 그 말로 남을 위로할 수 있고 격려할 수 있고 기쁘게 할 수 있으니까요. 오늘도 힘찬 하루를 응원합니다. 감사합니다.

D&D 먹고
좋아진 사례

혈당엔
디앤디
D&D

세계 최초 췌장베타세포재생 규명 (2018년 5월)
SCI 국제 저널 논문 게재 (2019년 12월)
일본 특허청 특허 등록 (2020년 5월)
유럽 특허청 특허 등록 결정 (2020년 8월)

1형 당뇨 진단 즉시
D&D를 복용한 경우

아래와 같은 키워드(Key word)를 입력하면 유튜브 채널에서 이분들의 영상을 시청할 수 있습니다.

키워드 (Key word) :
#디앤디 #인슐린없이혈당관리 #췌장베타세포재생 #1형 당뇨 #2형 당뇨 #당뇨에좋은음식
#239디앤디 #당뇨완치 #혈당관리 #인슐린주사 #당뇨합병증 #씨펩타이드 #DKA
#당뇨병성케톤산증 #공복혈당 #소아당뇨 #식후혈당 #이삼구박사 #당뇨식품 #당뇨극복기

김○○ : https://www.youtube.com/watch?v=xeLa–cwS2kM&t=95s

홍○○ : https://www.youtube.com/watch?v=IJxXFQYC7eo

김○○ : https://youtu.be/SBRIWP__Zsk

최 ○ : https://youtu.be/QZ_bktFlPtM

장○○ : https://youtu.be/ktWWyC9sEKM

서○○ : https://youtu.be/IVWib9gojlw

홍○○ : https://youtu.be/YgjeWF9VqJs

장○○ : https://youtu.be/_JVeRbkZP_0

백○○ : https://youtu.be/py7yucdz4om

조○○ : 1형 당뇨/대학병원 간호사

이○○ : 58세에 1형 당뇨 진단

이○○ : 50세에 1형 당뇨 진단

김○○(남), 대구, 25세, 1형 당뇨

1형 당뇨 진단 시

· 씨펩타이드: 0.5

· 당화혈색소: 12.6

· 중성지방: 1,140

· 공복혈당: 404

· 체중감소: 20kg

· 인슐린 주사량: 총 60단위

 - 기저: 30단위

 - 초속 10-10-10

· 진단: 계명대학교 병원

　안녕하세요. 군 제대 후 1형 당뇨가 발병한 대구 김○○(25세)이라고 합니다. 대학교 4학년 때 1형 당뇨 판정을 받았고 무척 괴로워하며 지내던 시기가 있었습니다. 그 시기에 췌장베타세포재생 1형 당뇨 완치 식품이 있다는 소식을 우연히 전해듣게 되었습니다. 답답한 마음에 사기가 아닐까 하면서도 혹시나 하는 마음에 먹기 시작했습니다.

먹은 다음 좋아진 후기를 올리려고 이렇게 동영상을 찍습니다. 1형 당뇨가 처음 왔을 때 혈당은 400에서 600 정도로 아주 심각했습니다. 인슐린을 60단위도 맞을 만큼 혈당관리를 했습니다. 사기 치는 행각이라며 모두가 말했지만 저는 우선 디앤디를 믿어보기로 했습니다. 한 달만 먹어보자고 생각하고 먹기 시작했습니다.

하루에 두 끼를 먹었습니다. 한 끼는 디앤디 복용을 했고, 또 한 끼는 일반식을 했습니다. 그렇게 한 결과, 첫날부터 깜짝 놀랐습니다. 인슐린을 60단위에서 45단위로 줄이고 디앤디를 먹었는데도 혈당이 같았습니다. 이런 식으로 디앤디를 먹으면서 한 달 동안 인슐린이 30단위로 줄었습니다. 그래서 디앤디를 더 먹기로 결정했습니다. 두세 달 정도 먹으니 인슐린 단위가 이제 10단위까지도 줄었습니다. 디앤디를 먹고 세 달이 지나니 이제 액상이 나왔습니다. 인슐린을 제로로 줄이고 액상과 디앤디도 하루 세 끼씩 먹었습니다. 그러니 처음에는 혈당이 160에서 180 정도로 조금 상승했습니다. 한 달 정도 지나니까 120에서 150으로 내려왔습니다. 그렇게 45일 동안 디앤디와 액상만으로 이겨 냈습니다.

그리고 검사 결과 모든 부분에서 정상에 가깝게 나왔습니다. 검사 결과지는 '1형 당뇨 완치' 카페에 올려놨습니다. 그 다음부터는 디앤디 두 끼, 일반식 한 끼로 해도 혈당이 120에서 140 사이 정도로 나왔습니다. 그로부터 한 달이 지나고 디앤디 한 끼, 일반식 두 끼를 먹어도 혈당이 120에서 130 정도 나오고 어떨 때는 130에서 160 정도로 나오기도 했습니다.

지금 인슐린을 맞지 않은지는 7개월 정도 지났습니다. 요즘 코로나 때문에 운동을 잘 하지 못해서 혈당이 조금 오를 때도 있습니다. 가끔 운동장에서 걷기 운동을 할 때는 100 아래로 떨어지기도 하였습니다. 1형 당뇨로 고생하시는 분들께 이런 식품이 있다는 사실을 알려드리고 싶었습니다. 저 같은 마음으로 한 달 정도 디앤디를 먹어보면 1형 당뇨와 디앤디의 관계를 알 것으로 생각합니다. 1형 당뇨로 고생하시는 분들 모두 건강하시기를 바라겠습니다. 이상입니다.

※ 김○○은 3개월 만에 인슐린 주사를 60단위에서 0으로 완전히 제거하고도 디앤디로 몸관리하며 혈당을 거의 정상으로 하였으나, 인슐린 주사를 다 뗀 지 1년여 흐른 지금 약간 무리한 일반식단을 하며 때로는 인슐린 주사를 맞기도 합니다.

모든 디앤디를 복용하는 환자들은 최소 2년간은 주사를 다 떼고 혈당을 관리하며 평소의 식단에 조심하길 바라며 운동도 열심히 병행해야 재발이 없는 건강한 모습이 될 것입니다.

홍○○(여), 울산, 5세, 1형 당뇨

1형 당뇨 진단 시

· 씨펩타이드: 0.46   · 케톤체: 2+

· 당화혈색소: 13   · 인슐린 주사량: 총 18단위

· 혈당: 497~544   · 진단: 울산 동강병원

안녕하세요. 5살 ○○의 할머니입니다. 우리 아이는 작년 12월에 1형 당뇨 확진을 받았습니다. 처음 증상은 물을 많이 먹고 소변을 자주 보았다는 점입니다. 몸무게가 이상할 정도로 빠졌습니다. 병원에서 15일간 입원치료를 하였습니다. 퇴원 후 선생님이 말씀하셨습니다. 평생 인슐린 주사를 배에 맞고 살아야 한다고. 눈앞이 캄캄했습니다. 그 조그만 배에 어떻게 평생 인슐린 주사를 맞고 살아야 하나 생각을 하니 눈물이 앞을 가렸습니다.

1형 당뇨에 좋은 음식이며 관리법을 찾아보던 중 이삼구 박사님

이 개발하신 디앤디를 알게 되었습니다. 디앤디를 먹은 후 첫 변화를 말씀드리겠습니다. 처음 3~4일 동안은 방귀냄새가 너무 너무 심했습니다. 너무 독했습니다. 변비도 심했고 저혈당도 너무 심했습니다. 며칠이나 날밤을 꼬박꼬박 새면서 저혈당을 잡는데 너무 힘이 들었습니다. 디앤디를 계속 복용하면서 저혈당도 잡히고 변비도 사라지고 냄새도 사라졌습니다.

병원에서 퇴원할 때 기저 18단위에서 지금은 2, 3단위를 맞고 있습니다. 아침 점심 저녁, 점심은 일반식을 먹고 소주 한 컵 분량의 액상을 먹고 있습니다. 지금은 공복 85에서 90 사이로 혈당이 잡히고 있습니다. 점심과 저녁은 140-150 정도의 수치를 보입니다. 그 정도로 너무 안정적으로 잘 잡히고 있습니다. 너무 좋습니다.

아직까지는 검사를 하지 않아서 자료를 보여드리지 못하지만 지금은 코로나 때문에 갈 수가 없습니다. 코로나가 조금 안정되고 나면 병원에 가서 검사를 받아야겠습니다. 좋은 결과를 기대하면서 다시 영상을 올리겠습니다. 소아당뇨 어린이 여러분, 디앤디 먹고 힘내세요, 파이팅. 다음에 영상 또 올리겠습니다. 감사합니다.

김○○(여), 창원, 14세, 1형 당뇨

1형 당뇨 진단 시

- 씨펩타이드: 0.52
- 당화혈색소: 13.2
- 공복혈당: 326
- 총 콜레스테롤: 278
- GADab: 109.32
- 진단: 창원 경상대학교 병원

- TGab(Thyroglobulin): 267.8
- Anti-tpo: 600 이상
- 인슐린주사량: 총 40단위
  - 기저: 18
  - 초속: 9-6-7

안녕하세요. 저는 창원에 사는 14세 ○○이 아빠입니다. 저희 딸 ○○이는 4월 16일 창원 경상대 병원에서 1형 당뇨를 판정 받았습니다. 애타는 마음에 인터넷 검색을 해서 우연히 이삼구 박사님께서 세계 최초로 췌장베타세포를 재생한다는 연구결과에 관한 뉴스를 보고 여러가지 자료를 검색하게 되었습니다. 우선 사무실로 전화를 해서 상담날짜를 예약했습니다. 그리고 전북 익산에 있는

239바이오 본사로 직접 방문하여 박사님을 뵙고 디앤디에 관하여 상담 설명을 듣게 되었습니다.

이렇게 인연이 되어 현재 디앤디를 15일째 복용 중에 있습니다. 그런데 신기하게도 디앤디를 접하기 전에는 총 인슐린 양이 기저 18, 초속 5, 6, 7 총 40단위였는데 정말 신기하게도 디앤디 복용 후 14일째인 어제부터는 인슐린 투여량이 기저 0, 초속 0입니다. 정말 놀라운 일이 아닐 수 없습니다. 그리고 혈당도 공복에는 85에서 105, 거의 정상 수준이며, 식후 2시간에도 130에서 180, 190 정도로 어느 정도 안정을 찾아가고 있습니다.

저희 딸처럼 당뇨로 고생하시는 여러분께서도 꼭 이삼구 박사님의 췌장베타세포를 재생하는 디앤디를 복용하시고 당뇨를 완치했으면 좋겠습니다. 감사합니다.

최○(여), 대전, 17세, 1형 당뇨

1형 당뇨 진단 시

· 씨펩타이드: 0.58

· 당화혈색소: 13.8~14.8

· 공복혈당: 496

· 총 콜레스테롤: 329

· 중성지방: 296

· LDL: 212

· GADab: 44.18

· 인슐린주사량: 혼합형 30단위

  - 각각 10-10-10

· 비타민D: 20.85

· 진단: 충남대학교 병원

안녕하세요. 저는 대전에 살고 있는 17살 ○이 엄마입니다. 먼저 이런 영상을 찍게 되어 기쁩니다. 왜냐하면 불과 얼마 전만 해도 중환자실에서 우리 딸이 잘못되는 건 아닐까, 평생 인슐린을 맞고 살아야 하나 하는 생각에 절망 속에서 몇날 며칠을 잠 못 이루며 지냈기 때문입니다.

저희 딸은 4월 18일에 갑자기 복통을 호소하며 계속 토하고 일어날 기운조차 없어 충대 병원 응급실을 가게 되었습니다. 병원에서 1형 당뇨라는 생소하고도 충격적인 이야기를 듣게 되었고 점점 상태가 악화되어 중환자실로 가게 되었습니다. 나중에 알고 보니 당뇨성 케토산증이라고 했습니다. 너무나 절망스럽고 슬펐습니다.

그때 아이 아빠가 인터넷을 샅샅이 뒤져서 디앤디라는 췌장베타세포재생물질이 있다는 것을 알게 되었습니다. 경황이 너무 없던 때라 이삼구 박사님에 대한 기사와 당뇨완치자들의 영상 몇 개를 보고 당장 먹어야겠다고 생각하고 퇴원 후 5월 8일부터 먹기 시작했습니다. 아침저녁 두 끼를 디앤디로 먹고 점심을 일반식을 먹으면서 박사님이 코치해 주신 대로 인슐린을 줄여 나갔습니다.

드디어 5일째 되던 어제부터 인슐린을 전혀 맞지 않았음에도 혈당이 안정적으로 나왔습니다. 특히 디앤디를 먹으면서부터 인슐린을 맞고도 항상 100에서 120 정도 나왔던 아침 공복 혈당이 100 이하로 안정되게 나오는 것이 신기했고 식후 2시간 혈당도 150을 거의 넘지 않았습니다.

워낙 당뇨에 대한 지식이 없어서 이런 진행 결과가 어떠한 의미인지 아직 잘 모르지만 만약 불치병인 1형 당뇨가 치료된다면 기적이라고 해도 과언이 아니라고 생각합니다. 많은 분들이 네이버 1형 당뇨 카페에서 좋은 치료효과를 말씀해 주셨는데 제가 직접 경험해 보니 정말 신기합니다. 한참 예민한 나이인 제 딸도 인슐린 주사를 맞지 않으니 많이 밝아진 것 같습니다. 딸처럼 1형 당뇨 판정을 받자마자 바로 디앤디를 먹으면 더욱 효과가 좋다고 했는데 정말 그런 것 같습니다.

　디앤디를 먹고 빨리 딸이 완치되어서 1형 당뇨로 힘든 시간을 보내고 있을 분들에게 큰 희망이 되었으면 좋겠습니다. 5월 8일부터 딸이 전혀 인슐린을 맞지 않은 혈당 수치를 기록 중입니다. 감사합니다.

장○○(남), 구미, 10세, 1형 당뇨

1형 당뇨 진단 시

- IGF-1: 58.29
- Insulin ab: 7.91
- GADab: 21.34
- 공복혈당: 179~275
- 씨펩타이드: 0.51
- 당화혈색소: 11.6
- 인슐린주사량: 총 32단위
  - 기저: 10
  - 초속: 7-7-8
- 진단: 계명대학교 동산병원

안녕하십니까. 저는 구미에 사는 10살 장○○입니다. 긴 겨울방학을 보내던 도중 몸이 이상해졌습니다. 자꾸 목이 마르고 화장실을 자주 가게 되었습니다. 몸무게도 6kg이나 빠졌습니다. 병원에 갔더니 혈당이 280이 나오고 혈액검사 결과 1형 당뇨라는 진단을 받았습니다. 퇴원 치료 후 20일 넘게 인슐린주사를 맞으며 지내던 도중 엄마께서 우연히 이삼구 박사님의 췌장베타세포재생물질 디앤디를 찾아냈습니다. 엄마는 저의 당뇨만 낫는다면 못 해줄 것이 없다고 하셨습니다.

4월 30일 디앤디를 주문했고 도착하자 디앤디를 먹기 시작했습니다. 아침저녁 식사를 디앤디로 먹기에 점심을 일반식으로 보리밥 한 끼밖에 먹지 못해서 힘들었지만 꼭 나아야겠다는 결심을 하고 열심히 노력했습니다. 시간이 흐를수록 인슐린을 점점 더 적게 맞았습니다. 제가 하루에 맞았던 인슐린 양은 기저 10, 초속 7-7-8 단위였습니다. 디앤디를 먹기 시작한 지 오늘 13일째입니다. 오늘부터는 인슐린을 전혀 맞지 않게 되었습니다. 하루 종일 혈당이 100에서 150 사이입니다. 운동을 좀 더 해야 하지만 주사를 안 맞으니 너무 좋습니다.

이삼구 박사님이 연구개발하신 디앤디는 정말 신기한 식품인 것 같아요. 저의 췌장베타세포가 좀 더 살아날 때까지 디앤디를 열심히 먹고 운동도 많이 할 거예요. 1형 당뇨로 힘들어하시는 분들도 빨리 디앤디 드시고 혈당이 좋아지는 걸 경험해보세요. 저는 꼭 완치할 거예요.

서○○(남), 광주, 11살, 1형 당뇨

1형 당뇨 진단 시

- 씨펩타이드: 0.61
- 당화혈색소: 11.9
- 인슐린분비량: 2.7
- 케톤체:3$^+$
- GADab: 36.56

- 공복혈당: 144
- 인슐린주사량: 총 37단위
  - 기저: 13
  - 초속: 8-8-8
- 진단: 광주 기독병원

안녕하세요. 광주에 사는 서○○ 엄마입니다. 저희 ○○이는 5월 달에 1형 당뇨 판정을 받게 되었습니다. 처음 판정을 받았을 때 하늘이 노랗고 정말 무너지는 기분이 들었습니다. 얼마나 울었는지 아직도 그 기분을 생각하면 울컥해집니다.

아들을 살려야 한다는 생각만 가지고 여러 가지를 검색하던 중에 이삼구 박사님이 개발한 디앤디를 알게 되었습니다. 박사님과 통화를 하게 되었고 통화 중에도 얼마나 많이 울었는지 박사님이 저를 위로하고 진정시켰던 기억이 아직도 생생합니다. 박사님과 상담 후 제게 곧 디앤디를 보내주셨고 걱정하지 말라며 저에게 먹어보라고 하셨습니다. 열흘가량 입원한 후 퇴원하고 3일 만에 디앤디를 먹기 시작했습니다.

디앤디를 먹기 전에는 기저 13, 초속 8-8-8 단위로 굉장히 높은 단위의 인슐린을 맞고 있었습니다. 디앤디를 먹으면서 인슐린 양을 줄여 가는데 이상하게 계속 저혈당이 오는 거예요. 이상하다 싶어서 박사님과 통화하며 상담관리 받으며 계속 인슐린 양을 줄여갔고 2주 정도 되었을 때 다시 확인해보니 ○이가 더 이상 인슐린을 맞지 않아도 정상 혈당이 유지되는 것이 확인됐습니다. 지금은 디앤디를 먹은 지 한 달이 되어가고 있고요.

○이는 인슐린을 맞지 않고 정상 혈당을 유지하고 있습니다. 물론 디앤디를 먹으면서 운동도 꾸준히 열심히 하고 있습니다. 저는 이 디앤디가 우리 아들의 췌장베타세포를 살려서 아들을 꼭 치료하고 완치하게 해줄 것이라고 믿고 지금도 꾸준히 복용하고 있습니다.

1형 당뇨로 지금도 고생하시고 저처럼 너무 놀라고 마음 고생하셨을 어머님들께 꼭 이 디앤디를 권해드리고 싶고요. 너무 놀라시지 마시고 완치될 수 있다는 기대와 확신을 가지고 저와 같이 열심히 노력했으면 좋겠다는 말씀을 꼭 드리고 싶습니다. 저희 아들은 꼭 완치될 것이라 믿고 지금도 노력하고 있습니다. 감사합니다.

홍○○(여), 광주, 9살, 1형 당뇨

1형 당뇨 진단 시

· 씨펩타이드: 0.11

· 당화혈색소: 10.9~12.5

· 케톤체:3$^+$

· 인슐린분비량: 0.14 이하

· 미량알부민: 6

· 인슐린주사량: 총 21단위

 - 기저: 9

 - 초속: 4-4-4

· 진단: 전남대학교병원

안녕하십니까. 광주에 사는 9살 ○○이 아빠입니다. 이삼구 박사님이 연구개발한 1형 당뇨를 개선시키는 췌장베타세포재생 식품 디앤디 복용 이후에 대해서 말씀드리겠습니다. ○○이가 어느 날 갑자기 물을 자주 마시고 소변 보는 횟수가 늘어나기 시작했습니다. 그러면서 점점 기력이 빠지고 몸무게도 5kg 이상이나 빠지기 시작했습니다. 6월 5일 어린이 병원에 데리고 갔는데 의사선생님이 소아당뇨가 의심된다며 전남대병원을 가보라고 했습니다.

그래서 응급실로 바로 달려갔고 응급실과 중환자실에서 하루를 보낸 이후 다음날 의사선생님이 이름도 생소한 1형 소아 당뇨라고 말씀하셨습니다. 보통 당뇨라고 하면 우리처럼 성인이거나 저처럼 살이 좀 있는 사람들이 걸리는 병인 줄로만 알지, 이렇게 작은 아이까지 걸리는 병이라고는 생각지도 못했습니다. 그런데 저를 더 힘들게 만든 것은 이 당뇨가 치료제가 없다는 것이었습니다. 그리고 평생 인슐린 주사를 맞으며 살아야 한다는 것이었습니다.

저와 제 아내는 그날 이후로 인터넷을 찾아보기 시작했습니다. 진짜 치료제가 없는 것인가 아니면 우리가 못 찾고 있는 것인가, 검색하며 찾던 중 정말 우연하게 이삼구 박사님이 연구 개발한 1형 당뇨를 개선시키는 디앤디를 발견하게 되었습니다.

그리고 주저 없이 전화를 드렸습니다. 퇴원 일주일 후 박사님을 뵙게 되었고 지금까지 있었던 모든 이야기를 말씀드리고 디앤디를 구매했습니다. 처음에는 저혈당과 고혈당이 널뛰기 하면서 혈당이 잘 잡히지 않았는데, 6월 20일 저녁부터 먹기 시작한 디앤디 덕분인지 점차 혈당이 안정화되기 시작했습니다.

병원을 퇴원할 때 기저 9에 초속 4-4-4였는데 디앤디를 먹은 이후인 7일 후, 그러니까 6월 27일 인슐린주사를 모두 끊고 박사님께서 말씀하신 대로 하루에 두 번 아침저녁으로 디앤디와 건강식품을 섭취하고 꾸준히 운동하고 있습니다. 처음 먹을 때는 힘들었었는데 지금은 ○○이가 먼저 디앤디를 쭉 먹고 다음에 건강식을 먹고 있습니다. 점점 씩씩해지고 건강해지는 ○○이를 보고 있자니 저희 부부 선택이 나쁘지 않았다는 것을 깨달았습니다.

지금은 더욱 씩씩하고 건강한 ○○이로 변하고 있습니다. 지금 1형 당뇨로 고생하시는 환우 분들과 가족 분들이라면 꼭 디앤디를 복용하시길 권해드립니다. 그러면 희망이 가까이 있다는 것을 느끼실 겁니다. 감사합니다.

장○○(남), 구미, 11세, 1형 당뇨

1형 당뇨 진단 시

· 공복혈당: 393 이상

· 당화혈색소: 10.9~12.5

· 인슐린분비량: 0.8

· GADab: 2.06

· 인슐린주사량: 총 19단위

- 기저: 7

- 초속: 2-5-5

· 진단: 칠곡 경북대학교병원

8일 만에 인슐린주사 탈출한 이야기를 전해드리려고 합니다. 안녕하십니까, 경북 구미에 살고 있는 11살 ○○이 아빠입니다. ○○이가 2~3개월 전부터 살이 6~7kg 갑자기 빠져서 6월 16일 가까운 어린이병원에 가서 피검사를 의뢰하였고 3일 뒤에 6월 19일에 결과가 나왔습니다. 혈당이 매우 높다고 하시면서 가까운 대학병원에 가보라고 담당 선생님께서 권유해 주셨습니다. 그날 바로 칠곡 경북 어린이 병원에 응급으로 입원을 하게 되었습니다. 6월 19일 입원을 하고 퇴원은 7월 1일 오전에 하였습니다. 정말 절박한 심정이었습니다. 저희 가족에게 뭐 이런 역경이 찾아오리라고는 전혀 생각조차 못 했습니다.

아이를 입원시켜놓고 당뇨에 관하여 인터넷 검색을 많이 하였습니다. 디앤디D&D라는 식품을 알게 되었고 디앤디를 먹고 있는 사람들의 커뮤니티 네이버 '1형 당뇨 완치' 카페에 가입하였습니다. 그리고 매니저님과 통화를 하게 되었습니다.

7월 1일 오전에 퇴원을 하자마자 오후 전라북도 익산에 위치한 239바이오 본사를 방문하여 이삼구 박사님을 만나게 되었습니다. 아내와 ○○이도 함께 찾아뵈었습니다. 자세한 설명을 듣고 상담하면서 디앤디를 먹으면 정말 좋아지겠구나 하는 확신을 갖게 되었고 그날 저녁부터 디앤디 식품을 ○○이가 복용을 하게 되었구요. 지금 7월 10일이죠, 열흘이 되었습니다. 퇴원하여 인슐린을 맞게 된 단위는 기저 7, 초속 아침 점심 저녁으로 4, 4, 4를 맞았습니다. 지금 현재 7일째 8일째 되는 날 주사를 맞지 않고 있습니다. 그리고 현재 혈당이 안정적으로 잡혀가고 있는 상황입니다. 정말 저희 가족들은 희망을 가지고 디앤디 식품을 현재 복용하고 있습니다.

지금 ○○이처럼 갑자기 1형 당뇨가 왔을 때 당황하지 마시고, 정말 현대 의학에서 불치병이고 치료제가 없다, 완치할 수 없다 하지만, 지금 디앤디 식품을 접한 지 열흘이 지났지만, 아주 만족하면서 좀 더 지켜보며, 완치가 되는 날까지, 그렇게 지금 계속 복용을 할 생각입니다. 다음 달에 병원에서 혈액검사를 또 하게 되는데요.

그때 검사 결과가 나오면 다시 유튜브에 올리도록 하겠습니다. 감사합니다.

백○○(남) 서울, 20세, 1형 당뇨

1형 당뇨 진단 시

- 당뇨병력: 11년째
- 마이크로알부민: 48.4
- GOT: 48
- 당화혈색소: 6.9
- 식후혈당: 250~300
- GAD ab: 1.4

- 인슐린주사량: 총 61단위
  - 기저: 16단위
  - 초속: 15-15-15
- 씨펩타이드: 0.1
- 저혈당 자주 왔었음

  안녕하세요. 디앤디D&D를 복용중인 백○○이라고 합니다. 저는 초등학교 3학년 때 학교에서 정기적으로 실시하는 소변검사를 통해 처음 당뇨가 있음을 알게 되었습니다. 이후 학교에서 검사 결과를 가지고 병원에 가서 검사를 한 결과 당뇨확정 판정을 받았으며 현재 2020년까지 총 10년이 되었습니다. 당뇨병을 진단받은 후 10

년이 넘는 기간 동안 당뇨에 좋다는 많은 식품들을 먹어 왔지만 장기적으로 먹었음에도 불구하고 별다른 효과를 보지 못한 경우가 거의 다반사였습니다.

그럼에도 최근에 혹시나 하는 마음에 관련된 식품을 찾아보는 중에 239바이오의 췌장베타세포재생 1형 당뇨 완치식품으로 불리는 디앤디D&D를 접하게 되었습니다. 처음 디앤디D&D를 먹기 시작했을 당시에는 일단 한번 먹어보자는 마음가짐으로 복용을 시작했습니다.

디앤디D&D 복용 영상을 찍는 현재 13일차이며 아침 점심 저녁 그전에 총 61단위를 맞던 인슐린을 총 5단위까지 줄이는 변화가 생겼으며, 이러한 저의 변화를 이끌어준 디앤디D&D의 효능을 알리고자 이렇게 영상을 찍게 되었습니다.

식단은 현재 아침과 저녁 하루 두 끼 디앤디D&D와 채소를 섭취하고 있으며 점심은 보리밥과 여러 야채 위주로 섭취하고 있습니다. 이 식단을 시작하며 첫날부터 바로 초속 인슐린을 끊으라고 했습니다. 처음에는 이에 대한 불안한 마음이 제일 컸지만 점점 시간이 지나면서 인슐린 없이도 꾸준한 운동과 디앤디D&D 섭취만으로도 혈당이 맞춰지는 것을 보고 현재는 디앤디D&D에 대한 강한 믿음을 바탕으로 지속적으로 디앤디D&D를 복용하고 있습니다.

이렇게 시간이 계속 지나오면서 이후 20단위를 맞던 인슐린을 복용 8일차가 돼서 총 8단위를 맞게 되었구요. 복용 10일차가 되었을 때는 총 5단위로 줄이게 되었습니다. 현재 점심에 초속인슐린을 총 5단위만 맞고 혈당을 조절하고 있습니다.

혈당은 디앤디D&D를 먹기 시작한 후로 식전에는 80에서 120이 보통 나오고 있으며 식후에는 보통 160 미만으로 나오고 있습니다. 단기간 복용을 했지만 비교적 혈당이 잘 나오고 있음을 혈당 체크를 통해서 눈으로 확인하고 있습니다.

이렇게 저처럼 1형 당뇨로 고통 받고 있는 다른 분들도 제가 올린 이러한 영상을 보고 디앤디D&D를 접해서 보다 빠르게 건강한 삶을 되찾기를 기원합니다. 감사합니다.

조○○(여), 서울, 25세, 1형 당뇨

1형 당뇨 진단 시

- DKA로 쇼크 직전 입원
- 공복혈당: 380
- GADab: 35.43
- 식후혈당: 900

- 인슐린주사량: 총 28단위
  - -기저: 16
  - -초속: 4-4-4
- 진단: S대학교병원

디앤디(D&D) 복용 전의 현상

당뇨를 진단 받기 전, 더 바랄 게 없는 행복한 삶을 살고 있었습니다. 좋은 대학을 졸업하고 좋은 직장에 들어가 그 힘들다는 신규 간호사 시절을 견디고 잘 적응했으니까요. 2019년 8월 31일, 직원 검진에서 공복혈당 380이라는 결과지를 받았습니다. 데이근무를 끝내고 응급실에 찾아갔습니다. 그 당시 glucose 수치는 900mg/dl

대로 의식저하 가능성이 있었으며 소변에서는 케톤이 3포지티브로 나오고 있어 DKA진단을 받았습니다. 곧 내과계 중환자실로 입원하였고, GAD수치 35.43U/ml로 9/5일 1형 당뇨를 확진 받았습니다.

너무 절망적이었습니다. 인슐린을 맞고 혈당을 재는 불편함 때문이 아닌, 당뇨 합병증 때문에 그랬습니다. 아무리 관리를 잘해도 정상혈당이 아닌 순간들이 있을 텐데, 그때마다 발생하는 혈관손상이 쌓여, 당뇨합병증이 올 것 같았습니다. 그래서 입원하는 동안 계속 인터넷 검색을 했고, 디앤디의 존재를 알게 되었습니다. 제 주변 친구들, 선배들은 모두 디앤디를 복용하는 것을 추천하지 않았습니다. 저 역시도 스스로 경험해야 믿는 타입이기에 완전히 신뢰할 수는 없었습니다. 하지만 디앤디가 제게 남은 최후의 유일한 희망이었습니다. 저는 지푸라기라도 잡는 심정으로 모든 것을 해보자는 생각에 디앤디를 복용하게 되었습니다. 디앤디 복용 전에는 아침저녁으로 다이아벡스 500mg(인슐린 저항성을 감소시키는 당뇨 경구약)을 먹었으며 기저 16, 속효 4-4-4의 수치를 보였습니다.

디앤디(D&D) 복용 후의 현상

디앤디 복용 첫날(9월 16일)부터 기저를 13단위로 줄이고 다이아벡스 복용을 중단했습니다. 다음날 제가 속효를 그만하자는 것으로 오해하고, 속효 인슐린을 맞지 않았습니다. 아침 식전 87, 식후 181(김밥), 점심 식전 167, 식후 285(설렁탕), 저녁 식전 79, 저녁 식후

135, 자기 전 102라는 결과가 나왔습니다. 참고로 점심 식후부터 저녁 식전 동안 교육받는 날이라 가만히 앉아있기만 했습니다. 그래서 디앤디 복용 이틀 차부터 기저를 0으로 줄이기로 했습니다. 속효 인슐린을 하루 1회 4단위 맞기로 했습니다(밥 많이 먹을 때). 디앤디 복용 7일차부터는 속효 인슐린 수치도 0-0-0-0으로 낮아졌습니다.

이후로 박사님 몰래 간식을 먹기도 했는데, 하루를 제외하고는 안정적인 혈당 수치를 보이고 있습니다. 당뇨를 진단받고 10일 후부터 디앤디를 복용하게 되어 빨리 회복하게 된 것 같습니다. 다음에 액상을 받으러 오라고 하셨는데, 액상을 먹으면 얼마나 더 빨리 회복이 될지 궁금하네요…! 디앤디가 더욱 많이 알려지길 바라며 첫 번째 후기를 마칩니다.

이○○(남), 울산, 58세, 1형 당뇨

1형 당뇨 진단 시

· 당뇨 가족력 있음

· 공복혈당: 454

· 케톤체:3⁺

· GPT(간): 60

· 감마GPT(간): 141

· BUN: 24.1

· 총 콜레스테롤:307

· LDL: 244

· GADab: 35.43

· 당화혈색소: 6.2

· 인슐린분비량: 0.97

· 씨펩타이드: 0.43

· GAD ab: 6.14

· 인슐린주사량: 총 58단위

  - 기저: 36

  - 초속: 10-6-6

· 진단: 동남권 원자력의학병원

저는 울산에 사는 50대 후반의 남성 이○○입니다.

2020년 3월 18일은 제게 잊을 수 없는 1형 당뇨진단을 받은 날입니다. 아무런 전조 및 증상 없이 불과 10일 전만 해도 정상이었던 혈당이 알 수 없는 요인으로 인해 갑자기 상승한 것입니다. 높아진 혈당으로 인해 1형 급성당뇨가 찾아온 청천벽력 같은 날이었습니다.

2019년 12월 21일 건강검진을 실시한 결과 총 콜레스테롤이 정상범위를 벗어났습니다. 콜레스테롤 수치가 조금 높은 것 이외에 큰 문제는 없었으며 그 당시 공복 혈당 또한 90으로 정상적이었습니다. 그것은 검진 3개월도 지나지 않은 상태에서 의외로 발병한 질병이었습니다.

잦은 배뇨로 수면 방해

2020년 3월 13일 매일 체크하던 체중이 1kg 감소했습니다. 14일엔 2kg 감소하고 갈증이 좀 느껴졌습니다. 몸 상태가 정상적이지 않다는 느낌을 갖던 중, 2020년 3월 15일 잠자리에 들었습니다. 취침 중에 심한 갈증과 잦은 배뇨로 인해 정상적인 수면을 취하지 못했습니다. 3월 16일 오전, 동네 병원을 방문하여 현상을 설명하고 혈액 및 소변검사를 진행하였습니다. 3월 17일 오전, 병원에서 검사한 결과 급성 당뇨로 판단되었습니다. 큰 병원에 가서 입원 치료해야 할 것이라는 의사의 말에 바로 대형 병원으로 이동했습니다. 그곳에서 재진료 및 검사를 받았습니다. 검사 결과 급성 1형 당뇨 가능성이 많은 것으로 입원 치료해야 한다고 판정받았습니다.

당뇨면 당뇨지 1형은 뭐고 2형은 뭔지 알지도 못하는 저였습니다. 그런 저에게 췌장의 기능이 완전히 멈춰버려 인슐린이 공급이 되지 않는 1형 당뇨라는 진단이 내려졌습니다. 담당 의사선생님에게 1형 당뇨에 대한 설명을 들었습니다. 지금껏 병원에 입원 한 번하지 않고 건강하다고 자부하며 살아온 저에게 어떻게 이런 질병이 생겼을까 싶었습니다. 자괴감이 밀려왔습니다.

1형 당뇨의 발병 원인을 문의한 결과 다음과 같은 얘기를 들을 수 있었습니다. 당뇨의 원인에는 바이러스, 독성물질, 유전 등 여러 요인이 있으나 정확한 발병 원인을 판단하기는 어렵다고, 주로 어린이나 젊은 층에서 발병이 많다고 했습니다. 50대 후반에 발병하는 경우는 희귀한 편에 속한다는 이야기를 들었습니다.

또한 치료 방법 및 완치여부를 문의하자 담당의사는 췌장의 기능을 거의 상실한 상태로 인슐린 분비가 되지 않으므로 인슐린 주사 투여를 통한 치료방법밖에 없으며 가능성은 희박하지만 췌장이 시간이 지나면 회복되는 경우도 있다고 했습니다. 하지만 결론적으로는 당뇨를 앓고 있는 한 인슐린에 의지해야 한다는 말이었습니다.

1형 당뇨 진단 확진

3월 18일 최종 혈액검사 결과 1형 당뇨라 진단하면서 현재로서는 인슐린 주사 치료방법으로 관리해야 하는 길뿐이라며 주사 방법 및 관리 방법을 퇴원 시 설명해 줄 것이라는 이야기를 들었습니다. 그 얘기를 듣는 순간 앞으로의 인생에 대한 걱정과 완치의 희망이 없음을 알고 더욱 의기소침해지고 말았습니다. 특히 완치가 되지 않는다는 말이 제게 더욱 치명적으로 다가와 가슴을 시리게 했습니다.

그렇지만 사람이 하는 일 중에 과연 안 되는 일이 있겠는가라는 평소의 소신을 저는 굳게 믿었습니다. 분명히 다른 방법이 있을 것이라며 희망을 품어보기로 했습니다. 그렇게 인터넷 검색을 하던 중 '디앤디'라는 건강식품을 알게 되었습니다. 이 식품은 췌장의 소멸된 β세포를 재생시켜 1형 당뇨를 완치해 줄 수 있는 식품이었습니다. 당뇨완치를 가능케 해준다는 내용의 논문과 실제 복용 체험담을 접하면서 완치의 희망과 믿음을 가지고 디앤디 복용을 결심하게 되었습니다. 발병, 진단 확정 후 15일이 지난 시점이었습니다.

발병 당시 혈액 및 소변검사 결과 혈당은 454 수준으로 총콜레스테롤은 307, LDL 244로 높았으며 당화혈색소 6.2, c-peptide 0.43, γ-GTP 141, ketone 3$^+$, eGFR 66, BUN 34.4, anti-GAD 6.14로 여러 요인이 악화된 상태였습니다. 병원에 입원하여 5일 동안 인슐린 주사 치료를 받으면서 혈당은 100-230 수준으로 유지하였습니다(가끔씩 300대도 측정됨). 퇴원 시 인슐린 주사량은 기저(지속형) 36, 초속 아침 10, 점심저녁 6 단위로 총 58단위를 매일 4회 주사하였고 혈당은 평균 60-190(가끔씩 200 넘을 경우도 있음) 정도로 측정되었습니다.

이삼구 박사님과 상담

3월 말경 이삼구 박사님과 혈액 및 소변 검사 결과지를 가지고 디앤디 복용을 논의한 결과, 4월 3일부터 아침저녁으로 2번 디앤디를 복용했습니다. 점심은 일반식을 하기로 결정하고 복용을 시작하였습니다. 복용 시 지켜야 할 내용과 먹지 말아야 할 음식에 대해서도 이야기해주셨습니다. 식사 후 운동은 최소한 30분 정도 필수적으로 진행해야 베타 세포 재생에 도움이 된다는 말씀도 하셨습니다. 유의사항을 꼭 준수하라는 당부도 잊지 않으셨습니다.

디앤디를 복용하면서

디앤디 복용과 함께하니 인슐린 주사량을 맞는 날들이 줄었습니다. 퇴원 시 총 58단위 4번의 주사에서 16단위 감소한 42단위 2번의 주사로 횟수가 크게 줄었습니다. 인슐린양을 줄였음에도 혈당은 퇴원 시와 유사하거나 양호한 경우가 많았습니다.

계속 혈당 체크를 하면서 복용 4, 6, 13, 16, 21, 28일 차를 거치면서 인슐린 주사량을 줄여 나갔습니다. 복용을 시작한 지 한 달이 지난 후 37단위 감소한 총 21단위 주사를 맞게 되었습니다. 1개월 복용 후 실시한 혈액검사 결과 eGFR 95, BUN 16.1, 총 콜레스테롤 129, LDL 65로 씨펩타이드가 0.1로 감소되어 인슐린 분비가 되지 않는 것 빼고는 나머지 대부분이 정상화되었습니다. 콜레스테롤은 약을 복용하였으며 운동은 식후 빠지지 않고 기본적으로 50분 이상 실시하였습니다. 혈당은 운동과 직결되기 때문입니다. 2개월 복용 후 실시한 혈액검사 결과 γ-GTP 18, ketone negative의 좋은 결과가 나왔습니다.

디앤디 복용 3개월

디앤디 복용을 시작한 지 약 3개월 후 혈액 및 소변검사 결과 BUN 17.5, eGFR 89, 총콜레스테롤180, HDL 71, LDL 107, γ-GTP 12 수준으로 대부분 관리기준 내의 양호한 수준입니다. 또한 Anti-GAD는 발병 당시 6.14에서 1.7로 대폭 감소하여 1.0 미만 시 정상 판정 가능할 것으로 생각됩니다. 다만 당화혈색소가 7.5로 발병 시보다 다소 높은 수준이며 씨펩타이드가 0.1로서 디앤디 복용과 관리시간이 추가적으로 필요할 것으로 생각됩니다.

이삼구 박사님과 SNS를 통해 매일 혈당 체크내용과 식사내용, 특이사항 등의 정보를 공유했습니다. 그런 식으로 일대일 개인 관리를 하니 해이해지거나 나태해지는 것이 방지되었습니다. 디앤디 복용을 선택한 것이 현명한 판단이었다는 생각을 합니다.

현재 인슐린 주사량은 총 18단위를 주사하고 있으며 발병 시 대비 약 70%를 줄었음에도 혈당은 70~180 범위 내에서 초기보다는 변동의 폭이 많이 줄어든 상태에서 움직이고 있습니다.

당뇨 발병 초기에는 인슐린 주사를 적게 맞는 것에서 만족했습니다. 하지만 혈당이 조금씩 좋아지고 있고 주사량이 줄어감에 따라 욕심도 생기는 것이 사실입니다. 빠른 시간 내에 정상적으로 생활하고 싶은 마음에 오늘 하루의 힘든 일상을 이겨내려 노력하고 있습니다. 디앤디 복용과 함께 꾸준한 운동을 병행함으로써 완치의 시간을 앞당기려 노력하고 있습니다.

이○○(여), 제주, 52세, 1형 당뇨

1형 당뇨 진단 시

- 씨펩타이드: 0.2
- 인슐린분비량: 0.4 이하
- 공복혈당: 238-421
- 식후혈당: 298
- GADab: 9.34
- 당화혈색소: 13.1

- 총 콜레스테롤: 280
- 중성지방: 229
- 인슐린주사량: 총 14단위
  - * 혼합형 주사
- 당뇨약: 하루 2회 복용
- 진단: 제주도 중앙병원

안녕하세요. 제주에 살고 있는 52세 이○○입니다. 저는 당뇨병 진단을 2020년 1월에 받았습니다. 1.5형 당뇨병이었습니다. 제게 병이 발병했다는 그 사실을 받아들이지 않고 있었어요. 설마 내가 1.5형 당뇨병자라니! 그건 소아 당뇨나 유전적인 이유로 발생하는 것이라는 편견을 갖고 있었습니다. 오진일 거라고 생각하며 2월 췌장 초음파검사를 예약해두고 있었기에 코로나19를 핑계로 현실을 부정했습니다. 그렇게 정밀검사를 4개월이나 미루고 있었습니다.

3월경이었습니다. 갑작스런 탈모로 매일 콩나물시루에서 콩나물을 쑤욱 잡아 뽑듯이 머리카락이 쑥쑥 빠졌습니다. 내가 걸을 때마다 머리카락이 내 등과 어깨를 타고 줄줄 흘러내렸습니다. 3달 동안 머리카락이 한주먹씩 빠졌습니다.

4월 진료에서 1.5형이었던 당뇨병이 1형 당뇨가 되었다는 진단을 받았습니다. 탈모는 고혈당과 호르몬 불균형으로 인한 것이며 인슐린 주사량을 높이고 제대로 치료받지 않으면 대머리가 될 거라고 하더라고요. 절망하면서 인터넷 검색을 하던 중 디앤디를 알게 되어 즉시 묻지도 따지지도 않고 주문해서 복용했습니다. 담당의사는 1형 당뇨는 치료법이 없으니 평생 인슐린주사를 맞고 약을 복용해야 한다고 말했습니다. 그러면서 디앤디에 관한 얘기를 꺼냈습니다. 본인도 1형 당뇨는 불치병이라 여겨 왔는데, 유튜브와 네이버 1형 당뇨 완치 카페에서 이삼구 박사님의 영상과 체험 사례 등 여러 글을 읽으면서 췌장 베타세포를 생성시킨다는 디앤디에 대한 절대적인 확신이 생겼습니다.

디앤디를 복용한 지 2주 만에 탈모증상이 없어진 사례를 경험했습니다. 물론 400−500을 오르락거리던 혈당도 자리 잡아가고 있습니다. 디앤디 맛은 첫날은 좀 밋밋하다는 느낌이 있었지만 저염식사를 하다 보니 디앤디 맛이 고소하고 짭짤하고 맛있더군요. 제가 당뇨병 진단을 받은 후 1월에는 췌장 베타세포가 남아 있었습니다. 4월 혈액 검사에서는 베타세포가 숨구멍만큼 붙어있다고 했습니다. 3개월 동안 무슨 일이 벌어진 걸까요? 1.5형에서 1형이 된 거죠. 3개월 동안… 무너지는 건 한순간이더라구요. 그만큼 디앤디와의 빠른 만남이 중요하다는 거겠죠?

　　　　　　　　　　　　　- 2020년 5월 25일 디앤디 복용 12일째 날

　디앤디를 복용한 지 71일이 되었습니다. 매일 저녁 하루 혈당과 식사 체크를 해주시는 239바이오 관계자님 감사드립니다. 인슐린 주사량을 정해주고 운동과 식이요법 관리하는 것이 쉬운 일은 아니지만, 소통으로 많은 힘을 얻고 있습니다. 400-500 사이를 오르내리던 혈당이 차츰 100대 후반에서 200대 초반으로 안정되고 있습니다. 물론 주사량은 통합 총 16단위를 절반 이상 8 미만으로 줄였습니다. 머리를 감은 후에도 빠지는 머리카락의 양이 많이 줄었습니다. 2달 전만 하더라도 탈모와 극심한 피로, 갈증과 허기감에 걷기조차 힘이 들었습니다. 그러나 최근 식후의 피로감은 거의 없어졌으며 배고프다는 말을 늘 하고 다녔는데 신기하게 허기감이 없어졌어요. 몸 안이 단백질로 꽉 채워지는 걸까요. 오늘은 송악산 올레길 약 10km 정도를 걸었습니다. 숨도 차지 않고 갈증도 심하지 않고 가벼운 발걸음으로 산행을 끝냈습니다. 디앤디 복용 후 기력이 많이 좋아진 것이죠.

　아, 근데 디앤디 부작용이 있냐고요? 물론 부가적인 작용이 있답니다. 빠졌던 머리카락이 쏙쏙 쭈뼛쭈뼛 돋아나서 저의 머리카락이 고슴도치처럼 되었어요. 탈모 완화가 아니라 탈모 완치입니다.

디앤디를 통해 1형 당뇨가 완치되어 평생 동반해야 할 인슐린주사와 작별하게 되었습니다. 먹고 싶은 음식 맘껏 먹고, 즐길 날이 곧 올 것이리라 확신합니다. 이 글을 읽는 많은 환우님들, 빠른 시작으로 디앤디와 꼭 함께 완치하길 기원합니다.

- 2020년 7월 18일 디앤디 복용 71일째 날

디앤디 먹고 좋아진 사례

'당뇨병이 발병하고
시간이 경과한 후'
D&D를 복용한 경우

아래와 같은 키워드(Key word)를 입력하면 유튜브 채널에서 이분들의 영상을 시청할 수 있습니다.

키워드 (Key word) :
#디앤디 #인슐린없이혈당관리 #췌장베타세포재생 #1형 당뇨 #2형 당뇨 #당뇨에좋은음식
#239디앤디 #당뇨완치 #혈당관리 #인슐린주사 #당뇨합병증 #씨펩타이드 #DKA
#당뇨병성케톤산증 #공복혈당 #소아당뇨 #식후혈당 #이삼구박사 #당뇨식품 #당뇨극복기

손영복: https://www.youtube.com/watch?v=Hn−EVT_2xiA&t=5s

이○○: https://www.youtube.com/watch?v=L4GzEqBllEl&t=2s

양○○: https://www.youtube.com/watch?v=PFaXkGLctyE

박○○: https://www.youtube.com/watch?v=6imytw3b_Tw&t=28s

강○○: https://www.youtube.com/watch?v=teS_0PndNM8&t=23s

강○○: https://www.youtube.com/watch?v=W0TvczvK7Uc

백○○: https://www.youtube.com/watch?v=gi7Tzwg4eBo&t=21s

백○○: https://www.youtube.com/watch?v=9uMB7K7MTw4

박○○: https://www.youtube.com/watch?v=SBmLjEUPEJ8

이○○: https://www.youtube.com/watch?v=DYrwXP7kKgk

정○○: https://www.youtube.com/watch?v=nkaJb1SBal8

김○○: https://www.youtube.com/watch?v=7Qpdam−SFW8

정○○: https://youtu.be/_ex9SyrR5Do

김○○: 1형 당뇨 디앤디 복용 후기

양○○: 2형 당뇨 디앤디 복용 후기

박○○: https://youtu.be/wjnPrz_GiJU

이○○: https://youtu.be/FnKzdAMDpeQ

최○: 탈모 진행 중 복용, 발모 외 기타 효능

손영복(남), 전주, 57세, 1형 당뇨

디앤디 복용 전

- · 당뇨병력: 20년

- · 당화혈색소: 11.5

- · 씨펩타이드: 0.17

- · 인슐린펌프 착용

- · 인슐린주사량: 총 57단위

- · 진단: 전북대학교병원, 예수병원

- · 당뇨합병증: 10여 가지

- - 당뇨병성 망막증(복시)

- - 청력손실 진단(전북대학교병원)

- - 치아 전체 발치

- - 심근경색 수술(예수병원)

- - 편마비증세

- - 수족냉증(오한)

안녕하세요. 저는 1형 당뇨를 앓고 있습니다. 10여 개가 넘는 합병증과 함께 오랜 시간 동안을 고생하다가 239바이오 대표이신 이삼구 박사님이 연구하고 개발한 당뇨에 좋은 식품 디앤디를 먹고 1형 당뇨에서 완전히 탈출했습니다. 덕분에 지금까지 아주 건강하게 살고 있는 손영복이라고 합니다. 제가 이렇게 동영상을 찍게 된 배경은 전국에 있는 1형 당뇨 환자 즉 소아당뇨 환자분들과 2형 당뇨이지만 아주 심각한 합병증으로 고생하고 있는 분들 그리고 그 가족들에게 희망을 드리고 싶어서입니다.

저는 21년 전 2형 당뇨 판정을 받았어요. 그 당시 저는 당뇨 까짓 것쯤이야 싶었죠. 그렇게 생각하고서 한마디로 말하자면 아주 우습게 본 거죠. 그러나 시간이 흐르면서 제가 제대로 관리하지 못해서 이 디앤디를 만나기 전까지 여러 가지 당뇨 합병증으로 너무 힘든 세월을 보냈습니다. 결국에는 2007년 1월 30일 서울 희망내과에 입원해서 인슐린 펌프를 차게 됐습니다. 저는 인슐린 펌프만 차면 괜찮을 줄 알았어요. 그런데 이제 점점 인슐린 주입량이 늘고 몸은 고단해졌습니다. 당시에 저는 10여 개의 당뇨 합병증과 함께 살고 있었기 때문에 미래 역시 불투명했습니다. 그래서 정말 많이 불안했습니다. 신장 스텐 수술을 했습니다. 또 당뇨 환자는 운동은 필수인데 저는 다리 정강이 부분에 고질적으로 마비가 와서 자다가 마비가 오고 또 운동하다가 마비가 와서 길거리에 주저앉게 되어 운동을 할 수가 없었습니다.

눈의 모세혈관이 다 터져서 레이저 수술을 3번 했습니다. 그런데 5년이 지나니까 모든 사물이 2개씩 보이는 복시 현상이 나타났습니다. 그 복시가 와서 자동차 운전도 못 하게 되었습니다. 밥 먹다가 치아가 빠지는 경우도 있었습니다. 황당했습니다.
결국 보청기를 차도 들리지 않는다는 청력손실도 판정을 받았습니다. 사람 만나는 것이 두렵고 세상을 살아나갈 자신이 없었습니다. 정말 삶을 포기하고 싶은 심정이었습니다.

　그렇게 절망 속에서 하루하루 살아가고 있는데 의사 친구가 말했습니다. 2017년 6월경에 저에게 "당뇨에 좋은 식품인 디앤디가 있으니까 한번 먹어보라"고…. 저는 그 친구의 말을 당시에 3번이나 거절했습니다. 그동안 당뇨에 좋다는 것은 참 많이 먹어봤지만 제가 원하는 것처럼 인슐린 펌프를 떼어내지를 못하고 있었습니다.

　이런 저를 지켜보던 그 친구는 제가 너무 안타까웠나 봅니다. 어느 날 제게 이렇게 말했습니다. "영복아! 내가 디앤디 한 팩 줄 테니까 열흘만 먹어봐. 그런데 조건이 있어. 디앤디 먹기 전에 피 검사한 번 해보고 그러고 나서 결정해도 되지 않냐." 이렇게 말하면서 저더러 먹어보라고 했습니다. 저를 생각해 주고 권유해준 친구에게 고마움이 들었습니다. 한편으론 미안하기도 해서 열흘만 먹어보고 결정하자고 대답했습니다. 하지만 사실 속으로는 반신반의했습니다. 디앤디를 겨우 열흘 먹고 피가 어떻게 깨끗해질까 하는 생각을 하면서 말입니다. 그때 당시 제가 검사한 혈액검사에서 당화혈색소는 10.5였고 인슐린 주사량은 57단위 정도였습니다.

　2017년 6월 28일부터 제가 저녁 한 끼 식사로 밥을 안 먹고 이 디앤디를 먹었습니다. 디앤디를 먹을 때는 인슐린을 놓지 말라고 했습니다. 좀 황당했습니다. 저는 인슐린을 넣지 않으면 안 된다고 생각했습니다. 그런데 한 번 안 넣는다고 해서 뭐 죽는 건 아니니까~ 하고 생각하며 인슐린을 넣지 않고 디앤디를 먹었습니다.

그런데 디앤디는 진짜 즉각적으로 반응이 왔습니다. 2시간 동안 혈당이 안 오르고, 특히 더 놀라운 것은 인슐린을 안 넣었는데 공복 혈당이 제 기억으로 146 나왔습니다. 공복혈당이 146이면 좀 높지만 인슐린을 넣지 않았는데 그 혈당이 나왔다는 사실이 제가 디앤디에 상당한 관심을 갖게 된 계기입니다.

한 끼 식사로 하루 이틀 사흘 이렇게 먹으면서 몸에 변화를 느꼈습니다. 열흘 동안 먹고 나서야 디앤디를 평생 먹어야겠다는 생각이 들었습니다. 저는 그때 당시 몸이 최악의 상태였기에 일을 하지 못했습니다. 그러니까 돈도 없었습니다. 할 수 없이 여동생에게 돈을 빌려서 다시 디앤디를 먹기 시작했습니다. 디앤디를 먹으면 당뇨합병증이 오지 않을 것 같은 생각이 들었습니다. 한 달 동안 먹었을 때 컨디션이 좋아졌습니다. 디앤디를 먹은 지 45일 만에 제가 일을 하기 시작했습니다. 오직 디앤디를 먹기 위해서 일을 했습니다. 아주 꾸준하게 디앤디를 먹었습니다. 시간이 지나자 몸의 변화가 느껴졌습니다.

인슐린 주사량이 팍팍 줄어 한 1년 지나 2018년도 7월 11일, 이 지긋지긋한 인슐린 펌프를 제 몸에서 떼어냈습니다. 정말 기적 같은 일이었습니다. 사실 좀 더 일찍 인슐린 펌프를 떼어낼 수도 있었는데 개구리가 올챙이 시절 모른다고 혈당 조절 잘 되고 힘도 생기고 하니까 기분이 너무 좋아서 술 한 잔 딱 하고, 당뇨에 좋지 않은 라면, 빵, 특히 제가 믹스커피를 많이 마셨습니다. 그러니까 또 혈당이 춤을 추었습니다. 그래서 다시 반성하고 또 노력했습니다. 이

랬으니 제 혈당 수치가 정상으로 되돌아오기까지 생각보다 시간이 조금 더 걸렸습니다.

디앤디를 먹은 지 한 14개월, 정확하게 2018년도 8월 16일 병원 그 혈액검사에서 공복혈당 수치하고 인슐린 분비량이 정상으로 나왔습니다. 그런데 뭐 정상이 되었다는 혈액검사지를 보고 저는 사실은 환호하기보다는 좀 덤덤했습니다. 검사지가 주는 기쁨보다는 제 몸에 달려있던 펌프를 드디어 떼어냈다는 사실이 주는 기쁨이 더 컸습니다. 한여름에 인슐린 펌프를 달고 있으면 샤워할 때도 불편하고 여러가지가 불편합니다. 저는 인슐린 펌프를 떼어낸 후 땀흘리면 아주 자연스럽게 샤워를 할 수 있게 되었습니다. 정말 세상을 다 얻은 것 같았습니다.

디앤디를 먹고 나서 당뇨로부터 자유롭게 살아가고 있는 저는 너무도 행복합니다. 저는 조금 시간이 지나서 혈액 검사를 한번 해보았습니다. 과연 어떨까. 당화혈색소가 5.6이 나왔습니다. 1형 당뇨이신 분들, 당뇨가 완치될 수 있는 길은 이 당뇨에 좋은 식품인 '디앤디'가 답이라고 저는 말하고 싶습니다. 의사선생님들은 아직까지 현대 의학으로 1형 당뇨를 고칠 수 없다고 하면서 당뇨에 걸리면 인슐린을 평생 맞아야 한다고 말합니다.

그건 이제 모두 옛말입니다. 이제는 그렇지 않습니다. 디앤디가 해결해 줄 겁니다. 이삼구 박사님이 개발한 디앤디는 췌장베타세포재생물질입니다. 췌장베타세포재생물질인 디앤디는 SCI국제저널에도 논문으로 게재되었습니다. 꼭 이삼구 박사님이 개발한 디앤디를 한번 먹어보기를 권합니다. 믿어지지 않는 놀라운 결과를 경험할 수 있습니다. 당뇨에는 디앤디입니다. 1형 당뇨로 고생하고 있는 당사자와 가족 여러분, 다시 한 번 말씀드립니다. 당뇨완치로 갈 수 있는 길은 디앤디 외에는 없다고 자신 있게 말할 수 있습니다. 감사합니다.

이〇〇(여), 나주, 15세, 1형 당뇨

디앤디 복용 전

- 당화혈색소: 16.2
- 인슐린주사량: 총 27~29단위
- GAD ab: 57단위

- 인슐린분비량: 1.9
- 씨펩타이드: 0.71
- 진단: 상무병원

    안녕하세요. 오늘 제가 소개할 내용은 1형 소아당뇨 완치에 관한 내용입니다. 많은 분들이 당뇨는 완치가 없다고 알고 있고, 평생 인슐린을 맞으면서 혈당 관리를 해야 하는 병이라고 알고 있습니다. 하지만 오늘 제가 말씀드리고 싶은 내용은 1형 당뇨인 소아당뇨 역시 완치 가능하다는 내용입니다.

    2018년도 초, 그러니까 저희 딸이 초등학교 6학년이던 때에 소아당뇨 1형 판정을 받았습니다. 당시에 췌장을 고치는 약은 없었습니다. 그렇기에 병원에서는 그저 인슐린을 하루에 4번 맞고 혈당체크하면서 관리하라는 말만 할 뿐이었습니다. 합병증 걱정에 눈앞이 캄캄했습니다. 당뇨에 좋다는 것을 이것저것 다 먹어가면서 인터넷에서 당뇨치료약을 찾았습니다. 2019년도 초에 췌장베타세포재생물질 디앤디를 알게 되었습니다. 디앤디를 꾸준히 1년 넘게 먹었습니다. 2020년도 3월, 혈액검사 결과 공복혈당이 1.51로 정상수치가 나왔고 인슐린양도 17.4로 정상수치가 나왔습니다. 췌장베타세포재생물질인 디앤디를 연구 개발하신 분이 바로 이삼구 박사님이십니다.

저희 딸은 지금 이 디앤디를 1년 넘게 먹었습니다. 현재 췌장 베타세포도 재생되었고 인슐린 양도 정상입니다. 인슐린을 전혀 맞지 않고 디앤디와 일반식을 먹으며 혈당 관리를 하고 있습니다. 저희 딸은 현재 중학교 2학년입니다. 현재보다 더 좋아지기 위해서 아침식사는 디앤디와 액상, 귀리밥 조금과 나물 위주로 먹고 있습니다. 점심은 귀리밥 1공기와 나물, 액상을 먹고 있고 저녁은 아침과 동일하게 먹고 있습니다. 인슐린은 전혀 안 맞고 있고 혈당은 100대를 유지하고 있습니다. 신장과 간도 아무런 부작용 없이 정상입니다.

디앤디는 췌장베타세포를 살리는 천연물질입니다. 더 자세한 내용은 [1형 당뇨 완치 카페]에 들어가서 살펴보시길 바랍니다. 카페지기의 닉네임은 '해와달'입니다. 당뇨를 앓는 모든 분들이 완치되시길 바랍니다. 당뇨 환우 분들을 응원하고 기도합니다.

다음 내용은 제가 딸아이 상황을 쓴 글입니다.

디앤디(D&D) 복용 전의 현상

1. 2018년 2월 이전:

초등학생 5학년인 딸이 태권도 학원을 다녔다. 어느 날 갑자기 몸무게 10kg이 빠졌다. 운동을 해서 빠진 줄 알았다. 집에서 물도 많이 마셨고 화장실도 자주 갔었고 밥도 많이 먹었다. 그때는 그저 성장 중이니 살이 빠지는 줄 알았다. 당뇨 증상이라고는 생각치도 못했다.

2. 2018년 3월 초:

초등학교 6학년 때 오후 시간이었다. 속이 울렁거리고 토할 것 같다는 딸의 연락을 받았다. 딸을 데리고 병원에 갔다. 딸의 혈당이 480이었다. 기독병원에 1차로 15일간 입원을 했다. 소아당뇨 1형 판정을 받았다. 췌장 베타세포가 파괴되어 인슐린이 나오지 않으므로 평생 하루에 4번의 인슐린을 맞고 혈당도 측정하라고 했다. 합병증도 온다고 했다. 이 병을 고칠 수 있는 약이 현재 없다고 했다. 고치는 의사도 없다고 했다. 그 얘길 듣고 나는 기가 막혔다.

3. 2018년 3월 중순:

(1) 전능하신 여호와께 매달리는 것 외에는 방법이 없다고 생각했다. 나는 그동안 언약하고 언약대로 이루시는 여호와에 대해서

많이 배웠다. 여호와께서 딸을 통해 내 믿음의 수준을 한 단계 더 끌어 올리시려는가 보다 하고 생각했다. 신약성경 야고보서 5장 14절~16절의 내용을 보았다. 내용은 다음과 같다. 14절: 너희 중에 병든 자가 있느냐. 저는 교회의 장로들을 청할 것이요, 그들은 주의 이름으로 기름을 바르며 위하여 기도할지니라. 15절: 믿음의 기도는 병든 자를 구원하리니 주께서 저를 일으키시리라. 혹시 죄를 범하였을지라도 사하심을 얻으리라. 16절: 이러므로 너희 죄를 서로 고하며 병 낫기를 위하여 서로 기도하라. 의인의 간구는 역사하는 힘이 많으니까.

(2) 박용기 목사님께서 쓰신 성경강론 책(성경의 디앤디이다) 야고보서 5장 14절부터 16절까지 복사했다. 이후에 병원에서 그 내용을 읽으면서 기도했다. 14절 약속의 내용을 가지고 기도했다. 기도의 내용은 이렇다. 여호와께서는 병이 든 자는 첫째, 주의 이름으로(여호와의 이름으로-하나님은 한번 약속하면 반드시 이루시는 분임을 믿음), 둘째는 기름(약)을 바르며, 셋째는 기도하라 - 기도할 때 고쳐줄게라고 약속을 하셨다. 나는 이 3가지 약속의 말씀을 가지고 기도했다. 하나님은 여호와니까 약속대로 반드시 고쳐줄 것이리라 믿었다. 그리고 기도했다. 첫째와 셋째는 해결이 되었다. 남은 문제는 췌장 베타세포였다. 세포를 고치는 약이 뭔지 모르는 것이 문제였다.

(3) 다시 여호와께 기도했다. 여호와여! 췌장 베타세포 고치는 약이 전 세계에 없다고 하네요. 여호와께서 누구를 통해서든지 만들어 내서서 우리 딸을 고쳐주시옵소서. 췌장이 나은 사람이 없거든

우리 딸이 1번으로 낫게 해 주시옵소서. 여호와여, 초등학생을 약도 없는 병에 걸리게 해놓고 이게 뭡니까. 재미있으십니까, 잠이 오십니까. 하나님, 나는 우리 딸이 합병증으로 고생하는 꼴 못 봅니다. 우리 딸이 투석하는 꼴을 나는 못 봅니다. 우리 딸 낫기 전에 나는 하나님이 천국으로 부르셔도 안 갈 거니까 그리 아세요. 하나님은 여호와이시고 야고보서 5장 14절에서 약속을 했기 때문에 반드시 고쳐주셔야 합니다. 그래야 여호와이시고 나는 여호와가 고쳐주셨다고 알리겠나이다. 나는 이렇게 기도했다.

(4) 병원에서 15일간 입원해 있는 기간에 딸과 함께 병원 예배실에 갔다. 그냥 기도하면서도 막막했다. 췌장 베타세포 고치는 약도 없고 고쳐진 사례도 없다고 했다. 눈앞이 캄캄했다. 우리 딸에게 이렇게 말했다. 네가 잘못해서 이런 병에 걸린 게 아니고 하나님의 계획이란다. 하나님의 무슨 뜻이 있을 거야. 너는 하나님이 우리 가정에 보내준 천사와 같은 사람이야, 라고 말해주었다. 환자복을 입은 초등학생 6학년 딸이 눈물을 주르르 흘렸다. 나도 누구를 붙잡고 기대어 울고 싶었지만 기대고 울 사람이 없었다.

4. 2018년 4월:

집에 와서 인슐린을 맞으면서 혈당을 쟀다. 저혈당도 자주 왔다. 췌장을 고쳐야겠다고 생각했다. 책을 보면서 당뇨가 완치된 사례들을 보았다. 거의 다 2형이었다. 밭에다가 당뇨에 좋다는 뽕나무, 여주, 돼지감자, 어성초, 꾸지뽕나무도 심었다. 여러 가지 채소를 가지고 즙을 내서 딸에게 주었다. 혈당만 많이 오르고 소용이 없었다. 옥돌을 구입해서 전자레인지에 데워 배에다가 올려주기도 했다. 오래된 도라지환, 도라지가루도 6개월이나 먹었지만 췌장을 고칠 수는 없었다. 아침에 일어나면 제일 먼저 인터넷에 췌장을 고치는 신약이 없는지 검색을 했다.

5. 2018년 4월~12월:

(1) 온 가족이 다 스트레스다. 딸의 병을 고칠 수 있는 약과 시간이 있었으면 하는 생각이 많이 들었다. 암흑기간과 같았지만 여호와께 기도는 계속했다. 하나님은 여호와시니까 야고보서 5장 14절에서 약속한 말씀 그대로 누구를 통해서 재생물질을 만들어 췌장을 고쳐달라고 기도했다. 그 말씀만 떠올리며 계속 기도했다. 과로, 스트레스, 신경 쓰는 것, 잠 못 자고 혈당 재는 것 모두 다 힘들었다. 저혈당이 올 때마다 초긴장상태였다. 70은 자주 오고, 60 나오고 50 나올 때 가슴이 철렁했다. 혈당 수치가 37 정도 나온 적이 있었는데 죽는 줄 알았다. 저혈당 공포가 너무 힘들었다.

(2) 나는 악몽을 6번이나 꾸었다. 모두 사람이 죽는 악몽이었다. 초상집 악몽, 교통사고 나서 죽는 악몽, 물에 빠져서 죽는 악몽이었다. 놀라서 깨면 악몽이었다. 깊은 잠을 잘 수가 없었다. 첫 번째 악몽은 이렇다. 꿈에 시커먼 관이 보였다. 조금 후에 시커먼 형체의 어린이가 관 옆에서 벌떡 일어났다. 악몽이었다. 조금 후에 이런 마음이 들었다. 관이란 죽음이다. 일어났다는 것은 삶이다. 1형 당뇨로 죽은 것과 마찬가지인 우리 딸을 여호와가 살려주시겠구나 하는 마음이 들었다. 기도는 여전히 매일 계속했다. 여호와의 이름으

로 약을 바르며 기도할 때 고쳐준다고 약속했으니까 반드시 고쳐 주셔야 된다고 기도했다. 그래야 여호와의 이름이 더럽혀지지 않습니다, 라고 기도했다. 기도를 하면서도 날마다 췌장 베타세포 고치는 약이 나오지 않았나, 하고 검색했다.

(3) 나의 속은 다 타버렸다. 앞으로 다가올 합병증을 생각할 때마다 미칠 것 같았다. 소아당뇨1형은 발병 이후 10년이 되면 서서히 합병증이 온다고 했다. 또 30살 혹은 40살을 넘기기가 힘들다는 말을 들었을 때 몸서리가 쳐졌다. 당뇨합병증의 종류를 정리해본다. 심장마비, 뇌졸중, 만성신부전증, 당뇨망막증, 신경합병증, 협심증, 감각장애, 성 기능 장애, 말초혈관질환(혈액순환장애), 청력손실, 눈 마비, 혈관 터짐, 심근경색, 치아 빠짐, 눈 복시(사물이 2개로 보임), 위장장애, 변비, 소화불량, 생리중단, 기립성저혈압, 녹내장, 혈액투석, 저혈압, 고혈압, 족부궤양(손, 발 절단), 췌장이식, 대상포진, 피부가려움증, 간 병변, 손발가락 저림, 손발통증, 저혈당, 케톤산혈증, 고혈당, 대혈관합병증, 미세혈관합병증이다.

이 말은 곧 하늘나라에 가라는 말과 같았다. 염려, 과로, 스트레스가 엄청났다. 자녀를 돌보는 내가 죽을 것 같았다. 딸을 돌보면서 지금까지 응급실을 3번이나 갔다 왔다. 나는 지금까지 52년을 살면서 병원에 입원을 한 적이 단 한 번도 없다. 건강한 편이었다. 그러나 자녀가 아프니까 상황이 달랐다. 딸은 7월 달 1주일간은 의식이 왔다 갔다 했다. 딸의 어깨를 밟고 주물러주자 딸은 다시 살아났다. 신경안정제를 먹으니까 좀 더 나았다. 하나님께 살려달라고 기도했다. 이래서 사람들이 갑자기 가버리는구나 하고 생각했다.

디앤디(D&D) 복용 후의 현상

췌장베타세포재생물질인 D&D를 알게 되어 복용함으로 죽은 사람이 새 생명의 삶을 얻게 되었다.

1. 2019년 1월~2월

매일 췌장 고치는 신약이 나왔나, 하고 인터넷 검색을 했다. 그때 췌장베타세포재생물질인 디앤디가 보였다. 여호와께서 보이게 해 주셨다. 야고보서 5장 14절에서 약속한 대로 고쳐주시려고 약을 내 앞에 두신 것이다. 인터넷 포털 사이트에 췌장베타세포재생물질인 디앤디를 검색해서 정확히 어떤 약인지 알아봤다. 남들이 블로그에 올린 후기도 다 읽어봤다. 처음엔 의심도 되었고 진짜일까 라는 생각도 들었다. 부작용이 발생하면 어떻게 하나, 하는 생각도 들었다. 고심을 많이 했다. 그러나 약이 아니라 식품이었다. 먹더라도 죽지는 않겠다는 생각을 했다. 박사님께 전화를 하고 상담을 받았다. 설명을 듣고 먹기로 했다. 가만히 있으면 합병증 날짜만 다가오고 신약은 언제 나올지 기약이 없었다. 그래서 여호와가 이 디앤디를 통해서 살려 주실 것을 믿고 먹어보기로 했다.

2. 2019년 2월 이후

(1) 2019년 2월 12일부터 디앤디를 먹기 시작했다. 처음 먹을 때 몸이 떨리고 그다음부터는 저혈당이 거의 없었다. 신기했다. 디앤디를 먹기 전에는 저혈당이 수시로 왔다. 저혈당 공포였다. 인슐린을 맞는 양도 디앤디를 먹기 전에는 하루에 총 29단위, 27단위로

맞았다. 디앤디를 먹기 직전에는 3, 4, 4, 10이었는데 디앤디를 4일째 먹었을 때는 3, 4, 0, 6으로 줄어들었고 디앤디를 10일째 먹었을 때는 3, 0, 0, 6으로 줄어들었다. 디앤디 효과에 놀랄 뿐이었다. 부작용이 없다는 사실이 더욱 놀라웠다.

 (2) 디앤디를 1달간 먹고 피 검사를 하러 갔다. 병원에 가서 당화혈색소, 인슐린 양, 씨펩타이드, GAD를 검사해 달라고 했다. 내 얘기를 듣고 의사들이 웃었다. 내가 방문한 병원 10군데 모두가 다 그런 반응을 보였다. 의미도 없는 것을 왜 하려고 하느냐며 한심하다는 듯이 말했다. 나머지는 의미가 없고 당화혈색소만 중요하다고 했다. 인슐린을 잘 맞고 관리만 잘하면 된다고 했다. 어떤 의사는 보호자 분이 의학적 지식이 짧아 이런 검사를 해달라고 한다고 말했다. 그렇게 말한 의사가 검사를 해주지 않아 할 수 없이 병원을 그냥 빠져나오기도 했다. 다른 곳에 가서 검사해달라고 사정해서 검사를 했다.

 디앤디를 먹은 지 1달 만에 당화혈색소가 처음 16.2에서 6.8로 낮아졌다. 인슐린 양도 1.9에서 63이 되었다. 씨펩타이드는 처음 0.71에서 0.98이 되었다. 놀라운 변화였다. 눈물이 핑 돌았다. 췌장이 살아났구나 하며 기뻐했다. GAD수치도 44에서 40.94로 줄었다. 놀라웠고 굉장했다. 야고보서 5장 14절에서 ① 여호와의 이름으로 ② 약을 바르며 ③ 기도할 때 고쳐준다고 약속했는데 여호와께서 디앤디를 통해 고쳐주시겠구나 하는 확신이 들었다. 성경구절 중에 '약을 바르며 - 약을 먹으며'라는 구절이 등장하는데, 그 부분에서 말하는 약이 바로 디앤디라고 확신하며 먹기를 계속했다.

(3) 디앤디를 먹은 검사결과를 당뇨카페에 올렸다. 당뇨로 고생하시는 분들이 하루라도 빨리 디앤디를 먹고 나았으면 하는 마음으로 올렸다. 특히 소아당뇨 어린이들이 빨리 나았으면 하는 마음이 더욱 간절했다. 후기를 읽은 사람들의 반응은 예상과는 달랐다. 말할 수 없는 욕과 비난, 조롱, 비웃음의 댓글이 달렸다. 댓글을 보면서 심장이 떨리고 몸이 떨렸다. 그래서 처음에 올린 글은 삭제했다. 그다음에 또 올렸다. 마찬가지였다. 췌장베타세포재생물질이 나왔다고 하니까 대다수가 비웃고 욕했다. 나를 사기꾼이며 장사꾼 취급하고 천벌 받아야 한다고 했다. 결국 한 카페에서는 나를 강퇴시켰다. 글을 올리자마자 무조건 지워버렸다. 또 다른 카페에서는 자격정지를 시켰다. 글을 올릴 수가 없었다. 예수님이 그리스도인이라는 사실을 믿는 것만 힘든 것이 아니고, 디앤디가 췌장베타세포재생물질이라는 사실을 믿게 하는 것도 이렇게나 힘든 일이었다.

(4) 욕을 먹으면서도 여호와에게 기도했다. 여호와여! 야고보서 5장 14절에서 ① 여호와의 이름으로 ② 약을 바르며 ③ 기도할 때 고쳐준다고 분명히 언약했기 때문에 "반드시 D&D를 통해 우리 딸 췌장을 고쳐주셔야 합니다."라고 기도했다. 하나님은 한번 약속하면 반드시 이루어주시는 분이기 때문에 디앤디를 통해 우리 딸 췌장 베타세포를 살려주어 정상생활이 가능하게 하실 것을 확신했다. 내가 이렇게 기도할 수 있는 것은 여호와께서 박용기 목사님을 통해 기도가 뭔지를 깨닫게 하셨기 때문이다. 여호와의 이름으로 기도하고 있음에 감사한다. 박용기 목사님이 저술한 성경강론책 18권은 성경의 디앤디이다. 이 책을 통해 기도를 배웠다.

3. 2019년 3월~8월

(1) 디앤디를 계속 먹으면서 혈당을 측정했다. 디앤디를 복용하니 복용하기 전에 비해 혈당이 양호하게 잘 나왔다. 그런데 그때 당시 딸은 중학생이었다. 한참 크는 시기라 몸에서 성장호르몬이 나오기에 아무것도 먹지 않아도 혈당이 높게 나오는 때가 많았다. 그때마다 자전거 운동을 했다. 혈당이 너무 높을 경우 초속 인슐린을 2-3단위로 맞아 혈당을 떨어뜨렸다. 또 박사님이 여러 종류의 디앤디를 보내주어 먹기도 했다. 정말로 감사했었다. 감기에 걸렸을 때도 혈당이 올랐다. 약을 먹으니까 혈당이 오를 것이었다. 그러다가 시간이 지나니까 점차 안정이 되었다.

(2) 디앤디를 먹고 한 달마다 피검사를 했다. 디앤디를 먹은 지 한 달 만에 씨펩타이드가 움직이기 시작했다. 췌장이 살아나기 시작했다. 수치가 0.71에서 0.98로 올라 있었다. 눈물이 핑 돌았다. 이렇게 좋을 수가 없었다. 날아갈 듯이 기뻤다. 디앤디를 3달 먹었을 때는 1.18이 나왔고, 4달 먹었을 때는 1.43이 나왔다. 6달 먹었을 때는 1.83이 나왔다. 3달 먹었을 때부터 정상범위 안에 있었다. 이제는 당뇨1형이 아니고, 2형도 아니고, 당뇨 전 단계라고 박사님이 말해주었다. 여호와께서 박사님으로 하여금 디앤디를 연구개발하게 하여 우리 딸의 췌장을 살려주었다. 너무너무 감사했다.

(3) 디앤디를 먹을수록 인슐린 양도 늘어났다. 처음에는 1.9였다. 디앤디를 먹은 지 1달 만에 인슐린 양이 63으로 증가했고, 3달 먹었을 때는 15.6이 나왔고, 4달 먹었을 때는 115가 나왔고, 5달 먹

었을 때는 240.8이 나왔다. 6달 먹었을 때는 44.94가 나왔다. 인슐린 양도 정상이었다. 너무너무 기뻤다. 당화혈색소도 디앤디를 먹을수록 점점 좋아졌다. 처음에는 16.2이었다. 디앤디를 먹은 지 3달 만에 7.8로 낮아졌고, 4달 만에 7.7로 낮아졌다. 6달째에는 7.3이었다. 인슐린을 맞는 단위도 디앤디를 먹기 전과 후가 달랐다. 디앤디를 먹기 전의 인슐린 양은 총 29단위 또는 총 27단위 또 3, 4, 4, 10(D&D 먹기 바로 직전)이었다. 디앤디를 먹은 지 1달 만에 0306으로 줄었다. 양도 줄었고 인슐린 맞는 횟수도 1일 4번에서 줄었다. 2번으로 준 격이었다. 자녀가 배에 주사를 맞는 광경을 지켜보는 일이 너무 힘들었다. 그래서 부러 보지 않는 때가 많았다.

디앤디를 4달 먹을 때까지 0305를 맞다가 5달 때는 0205를 맞았다. 그러다가 드디어 디앤디를 먹은 지 173일째에 인슐린 맞는 양이 0000이 되었다. 인슐린을 더 이상 맞지 않아도 되었다. 인슐린을 안 맞아도 혈당이 너무 잘 나왔다. 2019년 8월 3일 저녁부터 8월 4일 아침까지 인슐린양이 0000인 상태에서 혈당 수치가 이렇게 잘 나왔다. 153(저녁 8시), 162(저녁 10시), 146(저녁 11시), 140(저녁 12시), 117(새벽 2시), 116(새벽 3시 반), 112(새벽 5시), 105(아침 7시 반)이다. 8월 3일 아침부터 저녁까지 혈당 수치도 너무 잘 나왔다. 102(아침 7시 반), 173(오전 9시 반), 99(오전 12시), 138(오후 2시), 130(오후 4시), 122(오후 6시), 153(저녁 8시)이다. 정말 기적이었다. 너무 기뻤다. 여호와께 감사했다. 선한 일에 쓰임 받은 박사님께도 큰 박수를 했다. 처음에 병원에서 말하기를 췌장은 한번 망가지면 평생 회복이 안 된다고 했다. 그런데 디앤디를 먹음으로써 췌장은 살아나고 있었다. 그래서 더 기뻤다.

(4) GAD(1형 당뇨에서 나오는 항체) 수치도 점점 좋아졌다. 병원에 가서 GAD 검사를 해달라고 하니까 해주지 않았다. 이 검사는 진료 초반에만 하는 것이라고 했다. 몇 군데서 해달라고 하니까 못마땅해 하면서 해주었다. 처음에 GAD수치는 44였다. 2 이하가 정상수치라는 것을 감안하면 44는 무척 높은 수치이다. 디앤디를 1달 먹은 후에 측정하니까 40.94로 낮아졌다. 역시 놀라웠다. 디앤디는 굉장한 물질이었다. 디앤디를 5달 먹은 후에 측정하니까 37.9로 낮아졌다. 또 놀라웠다. 너무 기뻤다. 췌장이 살아나고 있다는 사실이 너무 놀라웠다. 기적 중에 기적이었다.

4. 2019년 8월 이후:

디앤디를 접한 후 우리 딸은 이제 인슐린을 맞지 않는다. 이게 꿈인지 현실인지 하는 생각이 든다. 혈당도 정상으로 잘 나온다. 얼굴 혈색도 너무 좋다. 본인도 기쁘다. 아빠도 기쁘고 엄마도 기쁘고 가족들의 얼굴에 웃음꽃이 폈다. 기도한 대로 응답해주신 여호와를 찬양하며 감사드린다.

이삼구 박사님은 당뇨도 없으신 분이 일부러 당뇨에 걸려 저혈당을 경험했다고 했다. 공황장애로 2년 동안 약을 먹으며 5번이나 쓰러지면서까지 디앤디를 연구개발하신 것이다. 그분이 개발한 식품 디앤디가 우리 딸을 살리는 데 귀하게 쓰였으니, 이삼구 박사님에게 진심으로 감사의 박수를 보낸다.

※ ○○이는 최근 생리유도제 부작용으로 혈당이 3개월째 심하게 흔들리고 있습니다.

💧 🩸 ⌚ 👆 💉

양○○(남), 남원, 8세, 1형 당뇨

디앤디 복용 전

- AST(SGOT): 110
- ALT(SGPT): 136
- 공복혈당: 381
- 당화혈색소: 8.9
- 씨펩타이드: 0.07

- Insulin ab: 7.5
- 인슐린주사량: 총 20단위
  - 기저: 2
  - 초속: 5-6-7
- 진단: 키즈드림아이엠씨병원

안녕하세요. 저는 남원에 사는 8살 ○○이의 아버지입니다. ○○이는 지금으로부터 3년 전, 5살에 1형 당뇨 판정을 받고 당뇨에 좋다는 다양한 식품을 알아보고 먹어보았습니다. 그러는 가운데 이삼구 박사님이 연구개발한 식품 디앤디를 알게 되었습니다. 인슐린을 완전히 줄이고도 혈당이 안정화가 되고 있습니다.

이러한 기분 좋은 소식과 함께 디앤디의 효능을 당뇨로 고생하고 계신 여러분과 공유하고자 이렇게 영상을 찍게 되었습니다. ○○이의 초기 증상은 물을 많이 마신다는 점과 기력도 없다는 점이었습니다. 많은 소변을 보는 것이 아무래도 이상하여 병원에 내원했습니다. 그 결과 400대 수치의 혈당이 나와 1형 당뇨 판정을 받게 되었습니다.

인슐린 주사는 기저2 초속 18단위로 맞는 것으로 시작해서 주야 주사로 관리했습니다. 당뇨에 좋다는 식품을 다 먹어봤으나 별 효과를 보지 못하였습니다. 약간의 효과를 봐도 그때뿐이었습니다. 인슐린 주사의 도움을 받아 생활하면서 당뇨를 완치할 수 있을까 하는 의구심이 먼저 들었지만 복용해보기로 했습니다.

인터넷에 당뇨 완치라고 검색하던 중 239바이오 대표이사이신 이삼구 박사님이 연구개발한 췌장베타세포재생물질 디앤디가 화면에 나오는 것을 보고 신뢰를 하게 되어 복용하게 되었습니다. 19년 10월 익산에 있는 239바이오 본사를 방문 이삼구 박사님과 상담을 하고 디앤디를 먹게 되었습니다.

디앤디를 먹기 전 기저2 초속 5~7 하루 4번의 주사를 했었습니다. 당화혈색소는 11.9로 조금 높게 나온 편이었습니다. 디앤디를 복용 후 기저 2 초속5로 주사를 하루에 두 번만 맞게 되었습니다. 디앤디 4개월 복용 후 당화혈색소는 6.9로 많이 낮아졌습니다. 이렇게 좋아지고 안정된 ○○이를 보며 참 기분이 좋습니다. 감사합니다.

💧 💉 ⌚ 🧤 💉

박○○(여), 대전, 8세, 1형 당뇨

디앤디 복용 전

· 씨펩타이드: 0.02 이하
· 인슐린주사량: 총 26~27단위
· 당화혈색소: 13.2

· GAD ab: 1.97
· Insulin ab: 양성
· 진단: 건양대학교병원

○○는 2016년 12월 29일에 1형 판정을 받았습니다. 오늘 디앤디에 대해서 이야기하려고 합니다. ○○는 처음의 인슐린 양 기저 12-17단위를 포함하여 하루에 26-27단위를 맞고 있었습니다. 그러다가 이 디앤디의 존재를 알고 복용하게 되었는데요. 지금 복용한 지는 한 1년 정도 되었습니다. 지금은 하루에 맞는 인슐린 양이 기저 4단위 포함 7, 8단위를 맞고 있습니다. 정말 놀라운 경험을 하고 있습니다.

이 영상을 보시는 많은 당뇨 환자, 혹은 환자의 가족 분들에게 하고 싶은 이야기는 1형 판정을 받자마자 바로 이 디앤디를 복용하라는 말입니다. 그 말을 전하고자 이 영상을 올리게 되었습니다. 췌장베타세포가 완전히 죽지 않고 조금이라도 살아있을 때 디앤디를 복용하게 되면 완치 기간이 상당히 앞당겨집니다.

같이 디앤디를 복용하고 있는 많은 분들을 보면 3개월 안에 인슐린을 전혀 안 맞는 분도 계시고, 기저만 맞는 분도 계시고, 50-60단위 맞다가 20단위로 옮겨가신 분도 계십니다. 아무튼 효과가 엄청 좋습니다. ○○는 아쉽게도 베타세포가 완전 파괴된 상태에서 접하게 되어 조금 아쉬운 부분은 있습니다. 많은 분들이 같은 당뇨 가족으로서 하루 빨리 완쾌되기를 기원하면서 이 영상을 올리게 되었습니다. 디앤디는 한 끼 식사대용으로 먹는 겁니다. 현재 ○○는 아침저녁으로 2회를 먹고 있습니다. 모든 분들의 당뇨 완치를 위하여, 파이팅!

강○○(여), 평택, 32세, 1형 당뇨

디앤디 복용 전

- 당뇨병력 10년
- 씨펩타이드: 0.01
- 마이크로알부민: 25
- 당화혈색소: 7.3
- 글리코알부민: 22

- 크레아틴(뇨): 205
- 인슐린주사량: 총 56단위
  - 기저: 18
  - 초속: 12-14-12
- 진단: 굿모닝병원

안녕하세요. 저는 경기도 평택에서 살고 있는 32살 강○○입니다. 제가 이 영상을 찍게 된 이유는 저와 같이 당뇨를 앓고 있는 환우분들이나 가족분들을 위해 제가 체험하고 있는 디앤디라는 식품을 소개해드리고 싶어서입니다. 저는 21살 3월경에 당뇨 진단을 처음 받았습니다. 자고 일어났는데 다리가 움직이기 힘들 정도로 아파서 병원에 갔더니 혈당이 400대가 나와서 당뇨라고 했습니다.

당시에는 먹는 약으로 해결을 했었는데 1년 정도 지난 후부터는 약이 듣지 않아서 그때부터 인슐린을 주입하기 시작했습니다. 그러다가 체중이 29kg까지 빠져서 대학병원에 갔더니 1형 당뇨라고 판정되었습니다.

그때 처음으로 알게 되었습니다. 제가 음식을 얼마나 먹으면 혈당이 얼마나 올라가고 인슐린 1당, 2당 혈당을 얼마나 떨어뜨려 주는지 말입니다. 혈당을 계산하는 방법도 배웠습니다. 주사를 제대로 맞는 방법 그리고 식단 관리하는 방법을 공부하게 되었습니다. 그러면서 당뇨에 좋다는 여러 식품들도 찾아보게 되었고 돼지감자나 고야차, 여주차, 야콩 등등을 먹으면서 안 먹어 본 것들이 없었습니다. 하지만 먹으면서 큰 효과를 보지는 못했습니다.

병원에서는 이렇게 이야기를 합니다. 당뇨는 관리만 잘하면 오히려 사람을 건강하게 해주는 병이라고. 해보신 분들은 알겠지만 췌장에서 인슐린을 분비해서 조절해줘야 하는 것을 인위적으로 즉, 사람이 직접 인슐린을 맞아가면서 조절한다는 것은 쉽지 않습니다.

저는 지난 10여 년간 산혈증이 와서 중환자실에 3번 정도 실려 갔으며 5년 전쯤에는 시신경이 막혀가는 당뇨망막증이 발병되면서 이 속도면 3개월 안에 실명한다는 이야기도 들었습니다. 디앤디를 접하기 전에는 거의 어느 정도 체념하면서 살았던 것 같습니다.

당뇨는 불치병이라고 하고 나을 수 없다고 말합니다. 췌장이식

수술이 발달돼서 수술에 성공하지 않는 한은 평생 짊어지고 가야 하는 병이라고…. 당뇨를 오래 앓다보니 콜레스테롤 수치도 나빠지고 약을 먹지 않으면 안 되는 지경까지 이르렀습니다. 거기에 위장기능까지 약해져서 소화제가 없으면 약 복용 자체를 할 수가 없었습니다.

그러다가 작년 11월에 아버지가 당뇨에 관한 내용을 검색하시다가 디앤디를 알게 되어서 먹게 되었습니다. 복용하기 전 피검사를 했을 때 씨펩타이드 수치는 0.01로 췌장에서 인슐린을 만들도록 도와주는 세포들이 다 죽어있는 상태였습니다. 씨펩타이드 수치가 조금이라도 높을 때 디앤디를 먹게 되면 회복이 빠르다고 합니다. 저는 더 이상 내려갈 수 없을 만큼 내려가 있는 상태에서 디앤디를 복용하기 시작했는데 먹기 시작한 지 두 달 만에 췌장베타세포가 살아나고 있다는 것을 알게 되었습니다. 병원에서 혈액검사 결과 0.01이었던 수치가 0.03으로 올라갔습니다.

디앤디를 먹게 되면 인슐린 양을 줄여나가는 것으로부터 시작을 하게 됩니다. 디앤디는 식사대용으로 먹는 것인데 디앤디를 먹을 때는 인슐린을 맞지 않습니다. 신기한 것은 이 인슐린을 맞지 않아도 혈당 유지가 된다는 것입니다.

작년 11월 제 당화혈색소는 수치는 7.3이었습니다. 디앤디를 먹으면서 트랜시바 18단위 그리고 아침 점심 저녁마다 휴마로그 14단위씩 맞았던 것을 절반 정도로 줄일 수 있었습니다. 1월 검사 결과 동일하게 7.3이 나왔습니다. 보통 인슐린을 많이 맞게 되면 맞은 인슐린이 체내에 쌓이면서 지방으로 간다고 합니다. 인슐린 양이 늘어난다는 것은 먹는 음식이 늘어난다는 것이고 살이 찐다는 것이라고. 화장실을 다녀오면 인슐린 특유의 약품 냄새가 나는데 소변을 통해서 과하게 맞은 인슐린이 전부 배출된다는 것을 알았습니다.

디앤디는 췌장베타세포를 살아나게 해서 당뇨를 완치시키는 것을 목표로 하는 식품입니다. 두 달 만에 씨펩타이드 수치가 살아나는 것을 경험하고 현재 인슐린을 트래시바 8단위, 휴마로그 5단위까지 줄이면서 관리했습니다. 그러다보니 정말 나을 수 있겠구나 하는 희망이 생겼습니다. 주치의 선생님도 처음에는 신약이나 새로 개발된 식품을 먹겠다고 하다가 점점 더 안 좋아지는 사람을 많이 봤다면서 염려를 하셨습니다.

선생님은 그동안 제 상태의 경과를 곁에서 함께 지켜보셨습니다. 제가 디앤디를 먹으면서 병원검사도 병행하고 수치에 따라 인슐린을 줄여나가는 모습, 호전되어가는 모습까지 말입니다. 저의 진단 결과를 확인하신 선생님은 다음 결과를 궁금해하십니다. 다른 환우 분들도 저처럼 디앤디를 알게 되어서 당뇨 완치라는 꿈을 같이 꾸셨으면 좋겠습니다. 이상입니다.

🩸 💉 ⌚ 🧽 💉

강○○(남), 제주, 61세, 1형 당뇨화

디앤디 복용 전

- 당뇨병력 20년
- 2형 당뇨에서 1형 당뇨화
- 씨펩타이드: 0.55
- 인슐린분비량: 1.93

- 당뇨합병증
  - 고혈압
  - 고지혈증
  - 백내장
  - 갑상선 저하
  - 심장수술
  - 치아발치
- 진단: 제주대학교병원

안녕하세요. 저는 61세 남성이며 당뇨 판정을 2000년도에 받았습니다. 2006년에는 고혈압 약, 2016년도에는 갑상선 저하증, 고지질 약을 복용했습니다. 2018년 정기 건강검진 결과에서 심혈관계 이상이 발견되어 심혈관 수술을 하면서 스턴트 두 개를 삽입하였습니다. 그래도 당뇨에는 의사선생님이 처방해주는 당뇨약만 먹으면 되는 줄 알고 지금까지 지내왔습니다.

그러다가 올해 2월 정기 건강진단 검사지 혈액 검사결과에서 당뇨약을 계속 복용 중인데도 인슐린 양이 정상적으로 분비되지 않은 것을 보고 다른 치료 방법이 필요하겠다 싶었습니다. 여기저기 수소문하며 알아보다가 인터넷 검색을 통해 디앤디를 알게 되었습니다. 그래서 2월에 이삼구 박사님을 뵙게 되었고, 디앤디를 복용한지는 오늘로 57일 차 되었습니다. 디앤디를 복용하기 전 공복혈당은 98-135, 식후혈당은 135-165, 당화혈색소는 7.0이었습니다.

오늘은 제가 다니는 교수님과 상담을 했습니다. 당화혈색소수치가 3개월 전에는 7.0이었는데, 이번엔 6.0으로 나왔습니다.

결과를 보시곤 의사 선생님이 의아해하시며 묻기에 디앤디와 채식 위주로 식사하며 관리했다고 말했습니다. 그러자 선생님은 앞으로 3개월 후에 혈액을 많이 뽑아서 검사를 여러 가지 해보자고 말씀하셨습니다. 저는 오늘 현재로 57일 차 디앤디를 복용했습니다. 디앤디 복용 후 혈당 관리도 잘 되고 여러 가지로 좋은 점이 많아 당뇨로 고생하시는 환우님들에게 디앤디를 소개하고 한번 경험해 보시라고 이 영상을 찍게 되었습니다. 감사합니다.

🩸 💉 ⌚ ✋ 💉

백○○(여), 전주, 41세, 1형 당뇨

디앤디 복용 전

· 임신성당뇨(GDM)로 발병   · LDL: 152

· 당화혈색소: 8.1   · 인슐린주사량: 총 56단위

· 씨펩타이드: 0.06   · GAD ab: 77

· 총콜레스테롤:254

　안녕하세요. 제가 이렇게 인사드리게 된 이유는 당뇨로 고생하시고 계신 분들에게 작은 희망이 되고자 이렇게 영상을 찍게 되었습니다. 제 소개를 하자면 전주에 살고 있는 만 41세 여자로 지금으로부터 8년 전인 2012년도에 삼성병원에서 1형 당뇨 판정을 받았습니다.

　초기 증상으로는 한 달 동안에 약 8kg의 체중 감소가 있었고요. 당시 삼성병원에서 검사 결과 당화혈색소 수치 8.9로 진단을 받았습니다. 당시부터 저는 인슐린 요법을 실시하게 되었는데요. 기저

12단위 초속 14단위 아침, 점심, 저녁, 자기 전 총 4회 주사요법을 시행하게 되었습니다. 그런데 이 인슐린주사를 받고 8년 동안 관리를 해오면서 저는 당화혈색소가 7.6에서 8.0 사이로 변했습니다. 잘 관리하지 못한 결과입니다. 최근 들어 건강에 대해 걱정이 더 되기 시작했고, 합병증이 우려되어 여러 가지 검색을 하던 중 디앤디의 존재를 알게 되었습니다.

박사님께 상담을 받게 되었습니다. 그래서 제가 이 디앤디를 복용하게 되었는데요. 저는 2020년 올해 1월 2일부터 박사님과 상담을 통해서 디앤디를 복용하고 지금 총 73일이 지났습니다. 현재까지 저를 보면 56단위 인슐린을 맞던 것을 22단위로 줄이고도 혈당 폭이 고르게 유지되고 있습니다. 평소에 저를 괴롭히던 저혈당 증상도 사라지고 혈당이 높이 치솟는 고혈당도 많이 사라지고 있습니다. 저에게는 한 6개월 정도의 생리불순이 있어서 병원에서 여성호르몬 검사도 했었습니다. 원인을 알 수 없는 생리불순 상태였는데, 디앤디를 복용하고 한 달 만에 생리도 시작되었습니다. 그리고 눈이 침침하고 시력이 점점 나빠지고 있었는데 디앤디를 복용하고 두 달쯤 지나면서 눈도 잘 보이기 시작했고 컨디션이 많이 좋아지고 있습니다.

사실 지난 8년 동안 저도 안 해본 것이 없습니다. 최근에는 구충제 요법도 해봤고 여주차, 돼지감자 차 등 건강기능식품도 많이 먹어봤습니다. 하지만 그때마다 저는 좌절을 경험했습니다. 당뇨는 완치가 없다는 그런 것만 경험을 하게 되었습니다. 그런데 디앤디를 복용하면서부터 제 주변 디앤디 가족들이 씨펩타이드가 정상화 되는 것을 제 눈으로 직접 보고 경험하게 되니까 저도 완치가 가능하다는 희망이 생겼습니다. 하루하루 좋아지는 제 혈당 수치를 보면서 디앤디라는 이 좋은 식품을 여러분들과 이렇게 같이 공유하고자 하는 순수한 마음에서 영상을 찍게 되었습니다.

저는 이 8년이라는 기간 동안에 씨펩타이드가 다 파괴되어 있는 상태라서 좋아지는 데는 시간이 걸릴 것입니다. 하지만 지금 막 판정을 받은 환자들은 하루라도 빨리 이 디앤디를 복용하면 더 빨리 좋아질 수 있을 것입니다. 그런 케이스를 제가 직접 목격을 하고 많은 사람들이 디앤디를 알고 복용해서 당뇨라는 병을 완치했으면 하는 바람입니다. 제가 다음에 영상을 찍을 때는 부디 완치되어 있기를 기대하면서 영상을 마치겠습니다.

백○○(남), 강릉, 14세, 1형 당뇨

디앤디 복용 전

- 케톤체: 8,939
- 당화혈색소: 14.7
- 씨펩타이드: 0.27
- GAD ab: 2.4
- DKA로 입원
- 공복혈당: 320

- 콜레스테롤: 281
- LDL: 180
- 인슐린주사량: 총 33단위
  - 기저: 15
  - 초속: 6-6-6
- 진단: 강릉아산병원

안녕하세요. 저는 강릉에 사는 14살 ○○이 엄마입니다. 오늘은 239바이오에서 만든 디앤디 복용후기에 대해서 말씀드리려고 합니다. 저희 아들 ○○○이는 2019년 12월 10일에 병원에서 1형 당뇨 판정을 받았습니다. 처음 병원을 찾게 된 계기는 2019년 초부터 소변을 굉장히 자주 보고 물을 많이 마셨고 밥과 간식을 많이 먹는데도 체중은 눈에 띄게 자꾸만 줄었습니다. 제 생각에는 아이가 한참 성장기라 키 크려고 많이 먹고 많이 자는가보다 생각했었습니다. 그래도 왠지 불안한 생각이 들어서 중상을 인터넷에 검색해봤더니 소아당뇨일 수 있다는 내용을 보고 바로 다음날 병원에서 혈압 검사와 소변검사를 했는데 소아당뇨로 판정을 받고 바로 5일간 입원을 했었습니다.

의사선생님은 소아당뇨는 평생 인슐린 주사를 맞아야 한다고 하는데 저는 우리 아들이 아직 어린데 평생 인슐린 주사를 맞아야 한다는 사실을 인정하지 못하겠더라구요. 그래서 인터넷에서 1형 당뇨 치료법을 검색하던 중 239바이오 디앤디를 알게 됐고 12월 말부터 반신반의하면서 복용을 했는데 이상하게 혈당과 당화혈색소, 씨펩타이드 수치가 좋아지기 시작했습니다.

처음 당뇨 판정을 받았을 때 혈당이 350 정도였고 당화혈색소는 14.7, 씨펩타이드는 0.27, 케톤 수는 8900이 넘었었습니다. 그런데 디앤디 복용 한 달 후에는 당화혈색소가 9.5, 두 달 후에는 8.1, 세 달 후에는 7.0으로 처음부터 절반 이상으로 수치가 떨어졌고 무엇보다 씨펩타이드 수치가 0.27에서 2.9로 10배 정도 상승했습니다. 병원에서 한번 파괴된 췌장 베타세포는 다시 살아날 수 없다고 했는데 디앤디 복용 후 3개월 만에 정상으로 돌아왔다는 것에 저희는 엄청 놀랐고 정말 기뻤습니다.

저희 아들도 씨펩타이드 수치가 정상으로 돌아오니까 용기와 힘을 많이 얻었습니다. 모두 힘들어했던 저희 식구들에게 희망이 보이는 것 같아 기분이 좋아요. 하지만 아직은 갈 길이 많이 남아있는 것 같습니다. 아직까지 혈당이 그네를 많이 타고 있고 자가면역 수치도 조금 높게 나오고 있어서 꾸준한 관리가 필요하다고 생각합니다. 당뇨 가족 여러분, 당뇨에서 해방되는 그날까지 힘내세요.

🜄 🜂 ⌚ ✋ 💉

박○○(여), 부산, 21세, 1형 당뇨

디앤디 복용 전

· 당뇨병력: 2년

· 당화혈색소: 7.6

· 공복혈당: 178

· 비타민D: 15.1

· 씨펩타이드: 0.82

· 인슐린주사량: 총 54단위

  - 기저: 18

  - 초속: 10-13-13

· 진단: 한사랑내과병원

안녕하세요. 부산에 살고 있는 21세 박○○이라고 합니다. 저는 3년 전인 2017년 8월달쯤 1형 당뇨 확진을 받았습니다. 처음 증상은 물을 아무리 마셔도 목이 마르고 소변을 하루에도 수십 번 보는 등 다갈다뇨의 전형적인 당뇨증상을 보였습니다. 이상함을 느껴 병원에 가 여러 검사를 마친 후 1형 당뇨 확진 판정을 받게 되었습니다. 병원에서는 완치될 수가 없는 질병이고 평생 인슐린 주사를 맞아야만 한다고 했습니다.

하지만 어떻게든 병을 이겨내고 싶다는 마음에 여러 가지 민간 요법과 취식들을 하며 당뇨에 효과 있다는 치료법들을 전부 시도해보았지만 모두 소용이 없었고 지나친 채식과 식이조절로 인해 건강이 점점 나빠지기만 하였습니다.

그렇게 영영 나을 수 없다는 절망감과 막막함을 느끼던 중에 인터넷 검색을 통해 이삼구 박사님의 디앤디를 알게 되었고 반신반의하는 마음으로 연락을 하고 익산 본사에 방문, 상담한 후 디앤디를 먹기 시작했습니다. 현재 하루에 두 끼씩 디앤디를 먹은 지 4개월 차에 당화혈색소는 7.2에서 6.4로, 인슐린 분비량은 4.8에서 7.9로, 씨펩타이드 수치는 1.2로 모두 정상 범위로 회복이 되었습니다. 40에서 50단위 가까이 맞던 인슐린 주사를 현재 25단위 정도로 절반 이상 줄이게 되었습니다. 병원에서도 혈액검사를 통해 1형 당뇨라고 보기 어렵다는 판정을 받게 되었습니다. 저처럼 다른 1형 당뇨 환자분들도 디앤디를 통해 당뇨에서 벗어나시기를 바랍니다.

💧 🔋 ⌚ 🖐 💉

이○○(남), 경산, 14세, 1형 당뇨

디앤디 복용 전

- 당화혈색소: 10.1
- 공복혈당: 389
- 씨펩타이드: 0.81
- DKA로 입원
- Anti-TPO: 164.11

- Thyroglobulin: 182.49
- 인슐린주사량: 총 16단위
  - 기저: 7
  - 초속: 3-3-3
- 진단: 계명대학교동산병원

안녕하세요. 저는 경산에 사는 14살 이○○입니다. 저는 1년 전 13살에 당뇨 1형이 왔습니다. 여러 방면으로 당뇨에 좋다는 식품을 알아보던 중 이삼구 박사님이 연구개발한 식품 디앤디를 먹고 인슐린 양을 완전히 줄이고도 혈당이 안정화되고 있어 당뇨로 고생하시는 여러분에게 이 좋은 소식을 함께 공유하고 싶어 영상을 찍게 되었습니다.

저의 당뇨 초기 증상은 소변입니다. 학교에서 소변 검사상 당이 나와 2차 검사를 위해 병원 방문을 하였고 검사하러 가기 전 1주일 만에 6kg의 체중 감소가 있었습니다. 손발 끝이 찌릿찌릿하였습니다. 검사 결과는 당화혈색소 10.1, 공복혈당 389, 당뇨병성 케톤산증 2가 나오고 GAD항체 수치가 정상보다 높았고 씨펩타이드 0.81이 나옴과 동시에 인슐린 주사를 맞아야 했습니다. 너무나 어리둥절한 정신으로 3주간 입원치료를 하였습니다. 퇴원하면서 기저 7, 초속 3-3-3 단위를 맞으면서 4개월이 지났습니다. 식이조절을 하고 인슐린주사를 맞으면서 마음은 너무 슬펐습니다.

우연히 디앤디를 알게 되었습니다. 처음에는 신뢰가 가지 않아 지켜보고자 하였지만 간 손상이 찾아왔습니다. 급한 마음에 빨리 디앤디를 먹어야겠구나 하고 박사님과 상담하여 2019년 10월 16일부터 먹기 시작하여 5개월이 지났습니다.

처음 두 달은 저녁 1회 복용하고 지금은 아침 1회, 저녁 1회 복용하고 있습니다. 현재 인슐린은 전혀 맞지 않고 있습니다.

완치가 된 것인지는 아직 검사 전이라 잘 모르겠습니다. 현재 혈당은 공복 120 이하, 식후 150 이하인데 중간에 간식을 먹으면 180까지 갈 때가 있습니다. 아직 식단을 더 관리하고 노력해야 할 것 같습니다. 지금 1형 당뇨로 고생하는 여러분, 디앤디를 믿고 한 번 도전해 보십시오. 큰 도움이 될 것입니다. 그럼 다음에 검사결과 나오면 공유하겠습니다. 감사합니다.

🩸 💉 ⌚ 🧪 💉

정○○(남), 대전, 45세, 2형 당뇨

디앤디 복용 전

· 당화혈색소: 11.4

· 공복혈당: 223

· 비타민D: 8.3

· 씨펩타이드: 1.0

· 인슐린분비량: 2.1

· 인슐린주사량: 총 13단위

　- 혼합형 13단위

　안녕하세요. 저는 대전에 사는 45세 남자 정○○이라고 합니다. 저는 1년 1개월 전에 건강검진을 받은 후에 인슐린 분비기능 저하인 2형 당뇨 판정을 받았습니다. 전형적인 당뇨증상인 입에 침이 마른다든가 기력이 없고 배가 고프다든가 하는 증상까지 나타났습니다. 체중이 5kg 정도 빠졌습니다. 그래서 병원을 찾아가서 인슐린 주사를 맞고 LG에서 나온 약과 종근당 약까지 복용하였습니다. 그런데 체중이 늘지 않고 여전히 기력이 없었습니다. 한의원에서 2개월 동안 약을 복용하기도 했습니다. 하지만 소용이 없었습니다.

제가 일단 보여드리면 당 검사 공복혈당이 223, 그 다음에 당화혈색소 11.4, 이 경우는 복지공단에서 검사받은 수치입니다. 공복혈당이 240까지 나왔으며 크게 효과가 없었습니다. 그래서 충남대학교 내분비대사과에 찾아가서 검진을 받았는데 과장님께서 하시는 말씀이 인슐린을 생산하는 췌장의 베타세포는 한번 파괴가 된다면 다시 재생을 할 수가 없다고, 좋아질 수가 없다고 말씀을 해주셨습니다. 저는 결국 평생 인슐린펌프를 차면서 살아야겠구나 하고 생각하니 기분이 좀 안 좋았습니다.

그러던 중에 이삼구 박사님의 존재를 알게 되었습니다. 세계 최초로 췌장베타세포를 재생한다는, 그래서 인슐린 분비를 좋게 한다는 디앤디를 개발하신 이삼구 박사님 말입니다. 세계 최초로 SCI국제저널에 논문이 게재되었고 유럽·인도 등에서 해외세미나 활동을 하시는 것을 보고 또 해외 특허 등등 활동하시는 것을 보면서 지금의 디앤디를 접하게 되었습니다. 그리고 디앤디를 한 2개월 정도 복용하게 되었습니다.

디앤디를 먹으면서 가장 큰 좋은 점이 뭐냐면 일단 혈당 수치 관리가 된다는 것입니다. 관리가 된다는 것은 곧 유지가 된다는 것인데, 혈당 검사 수치를 보면 공복혈당이 102, 101, 86, 85, 90 대 102, 105 뭐 81, 90대 그렇게 식전 공복 혈당이 유지가 된다는 점이 가장 좋은 것 같았습니다. 두 달 만에 딩화혈색소가 5.9로 낮아지며 좋아졌습니다. 그리고 다음에는 씨펩타이드 수치나 인슐린분비량 수치를 공개하도록 하겠습니다. 감사합니다.

🩸 💉 ⌚ 🩹 💉

김○○(여), 익산, 21세, 1형 당뇨

디앤디 복용 전

- 당화혈색소: 13.4
- GAD ab: 18.6
- 공복혈당: 364
- HOMA-BCF: 9.5
- 씨펩타이드: 0.53
- IA-2 antibody: 19

- 케톤체: 1,310
- 인슐린주사량: 총 60단위
  - 기저: 30
  - 초속: 10-10-10
- 진단: 원광대학교병원

　안녕하세요. 저는 전북 익산에 살고 있는 21살 김○○이라고 합니다. 저는 고등학교 3학년 여름에 1형 당뇨 판정을 받았습니다. 처음에 인슐린 양은 기저 30에 초속 10-10-10으로 총 60단위의 인슐린을 맞았습니다. 저 같은 경우에는 중학교 때부터 고등학교 때까지 운동을 했음에도 불구하고 갑작스런 당뇨로 인해 운동을 그만두게 되었습니다. 저 역시 다른 분들과 마찬가지로 당뇨에 좋다는 약이나 식품도 많이 먹어 봤고 줄기세포라는 치료까지도 받아보았지만 3개월 정도 효과를 보다가 그 뒤로는 효과를 보지 못하고 모두 실패했습니다.

그러던 중 아버지께서 인터넷 검색을 하다가 우연히 이삼구 박사님의 디앤디에 대한 기사를 보게 되었습니다. 상담을 받고 먹어보게 되었습니다. 저는 하루에 두 번 아침, 저녁으로 이 디앤디를 복용하는데요. 디앤디 복용 결과 60단위 인슐린을 맞던 것을 현재는 기저를 아예 맞지 않는 상태이고 초속 역시도 아침, 저녁은 아예 맞지 않고 점심에만 일반식을 먹기 때문에 점심때만 8단위를 맞고 있습니다. 그럼에도 불구하고 혈당은 나쁜 수치는 아니고요, 몸 컨디션을 봤을 때도 디앤디를 먹기 전후로 비교가 될 정도로 많이 좋아졌습니다.

저의 갑상선 수치는 좋은 편이 아니었음에도 불구하고 디앤디를 복용한 결과 갑상선 수치와 자가면역 GAD수치가 정상 수치로 돌아와 현재 모든 면으로 몸 상태가 많이 좋아지고 있습니다. 저와 같이 당뇨와 고생하는 분들 역시 이 디앤디를 복용하시고 꼭 당뇨완치를 하셨으면 좋겠습니다.

정○○(남), 청주, 77세, 2형 당뇨

디앤디 복용 전

- 당뇨병력: 33년
- 식후혈당: 220
- 당화혈색소: 6.6
- 공복혈당: 148
- 크레아틴: 1.49
- eGFR: 46
- 씨펩타이드: 01.94
- GAD ab: 0.92
- 비타민D: 13.7

- 당뇨합병증
  - 치아발치/완전
  - 신장기능상실(1개)
  - 당뇨병성신경병증
  - 녹내장
- 인슐린주사량: 총 22단위
  - 기저: 16
  - 초속: 6
- 당뇨약: 1일 1회
- 진단: 충북청주의료원

청주에 살고 있는 정○○이라고 합니다. 당뇨로 고생하시는 분들 힘내시기 바랍니다. 저는 당뇨를 앓은 지가 오래 되었습니다. 45

살에 당뇨 판정을 받았으니 33년째입니다. 당뇨 판정을 받은 그때 혈당은 520 정도로 알고 있습니다. 그 당시에 당뇨약을 먹지 않고 운동으로 이겨보려고 힘써 노력을 하였습니다. 동네 축구를 37년을 하였고, 등산을 13년을 하였습니다. 열심히 운동하며 식이조절하며 관리하였으나 당뇨는 조절되지 않고 힘이 들었습니다.

몇 년 후 병원을 찾아가 약을 먹기 시작하였고 약도 모자라 인슐린을 맞기 시작하였습니다. 주사를 맞으면서도 조절이 잘 안 되고 힘들었습니다. 디앤디를 먹기 전에 인슐린 16단위를 맞고 현재까지 왔습니다. 합병증도 많이 왔고 이(치아)와 눈, 녹내장까지 많은 합병증으로 고생을 했습니다. 당뇨는 죽기 전까지 갖고 가는 병이라는데, 정말 그런가 하는 생각을 하며 살고 있었습니다.

그러던 중 디앤디를 드시던 지인을 만나 디앤디에 대해 자세히 이야기를 들었습니다. 그러나 저는 믿지 못하였습니다. 33년 병을 앓고 합병증도 이렇게 많이 왔는데 이제 무슨 소용이 있으랴 하는 생각을 하였습니다. 그때 2019년 10월쯤 지인으로부터 이야기를 듣고 잊고 지냈는데 2020년 1월달 혈액검사항목 용지를 주시며 피검사를 하고 그 결과지를 가지고 239바이오로 전화하여 상담날짜 정한 후 상담하고 디앤디를 드셔보라고 권유 받았습니다. 혈액 검사를 하고 이삼구 박사님을 2020년 2월 9일 찾아뵈었고 디앤디에 대한 설명을 자세히 듣고 디앤디를 가지고 와 2월 10일부터 먹기 시작하였습니다.

일주일 먹고 인슐린주사를 16단위에서 14단위, 3~4일 단위로 2단위씩 주사약을 빼기 시작하였습니다. 그 당시에 인슐린 주사를 줄여가면서도 혈당이 떨어지는 것을 보니 힘이 됐고, 혈당이 2단위씩 떨어지고 2단위까지 왔을 때 이삼구 박사님께서 인슐린을 맞지 말라고 하여 4월 10일 날 디앤디를 먹고 2개월 만에 인슐린을 끊었습니다. 2개월 동안의 혈당은 아침 공복 10단위 미만으로 떨어졌고 아침 식사 후 2시간 후에 125에서 145에 혈당 수치가 나왔고, 취침 전 혈당 수치가 140에서 160으로 잠을 잤습니다.

33년 앓은 당뇨가 이렇게 혈당이 조절되어 2개월 만에 주사약을 끊게 될 줄은 전혀 생각지도 못했습니다. 이제는 디앤디로 당뇨를 치료할 수 있다는 것을 확신하고 있습니다. 당뇨로 인해 고생하시는 분들은 의심과 걱정을 마시고 디앤디, 239바이오를 꼭 찾아주셔서 당뇨를 치료받는 좋은 기회를 얻으시길 소원합니다. 이삼구 박사님 화이팅! 감사합니다.

김○○(남), 홍성, 58세, 1형 당뇨

디앤디 복용 전

- · 당뇨병력: 40년
- · 씨펩타이드: 0.01 이하
- · 당화혈색소: 6.3
- · 저혈당쇼크로 응급실 자주 감
- · 공복혈당: 저혈당~200
- · 식후혈당: 300~400

- · 인슐린주사량: 총 53단위
  - 기저: 24
  - 초속: 7-10-10
- · 당뇨합병증: 실명
- · 진단: 서울대학교병원

디앤디(D&D) 복용 전의 현상

1형 당뇨라는 진단을 받고 서울대병원과 지방의원에서 40년 동안 투병하던 중이었습니다. 인슐린 투여량(인슐린펌프 사용)은 기저 24, 식후 7-10-10(추가주입 포함). 하루 총 주입 주사량 53(활동량과 운동량에 따라 약간 변동), 당화혈색소는 6.5-6.9 정도의 수치가 나왔습니다.

디앤디(D&D) 복용 후의 현상(2019.12.27)

저는 디앤디 복용 220일차, 디앤디 액상 복용 117일차입니다. 1형 당뇨로 진단받고 서울대병원과 지방의원에서 40년 동안 투병하는 중에 이삼구 박사님이 개발한 디앤디를 만나게 되었습니다. 디앤디를 복용한 후에는 인슐린 투여량의 수치가 다음과 같이 변했습니다. 인슐린 투여량(인슐린펌프 사용)은 기저 12, 식후 0-2-2, 하루 총주입주사량은 16(활동량과 운동량에 따라 1-2 단위 가감), 당화혈색소 5.9-6.3입니다.

디앤디 복용(2019년 12월 27일 기준)을 시작한 처음 1개월은 하루에 1번씩 복용했고 이후부터는 하루 3끼 모두 디앤디를 복용했습니다. 현재 디앤디 복용은 220일 차이고, 디앤디 액상을 복용한 지는 117일 차입니다. 인슐린 용량을 2/3 정도 줄인 상황에서 당화혈색소 수치가 점점 정상화되어가고 있고 활동할 때와 운동할 때 느끼는 신체상황이 날아갈 것 같아 완치에 대한 희망을 품게 되었습니다.

당뇨 완치에 대한 희망을 품게 해주신 이삼구 박사님과 관계자 여러분, 그리고 소중한 정보를 공유해주시는 카페회원분들 모두에게 감사를 드립니다. 인슐린 용량을 2/3 정도 줄인 상황에서 당화혈색소 수치가 점점 정상화되어가고 있습니다.(2020년 1월 9일 수치 6.1)

제 집사람은 건망증이 심해 두부 MRI를 찍어 본 결과 뇌세포가 미세하게 여러 곳에 문제가 있다고 하여 치매가 아닐까 하는 걱정이 되었습니다. 그래서 치매개선용 디앤디 및 액상을 복용하고 있습니다. 치매용 디앤디 및 액상이 치매 개선에도 효과가 있다고 하여 크게 기대하며 저와 같이 복용하고 있습니다. 당뇨로 오랜 기간 투병한 저의 생각으로는 당뇨치료에는 첫째 약물을 서서히 줄이며 디앤디의 지속적 섭취, 둘째 운동, 셋째 완치할 수 있다는 굳은 의지를 갖고 편안한 마음을 갖는 것이 당뇨치료의 삼박자란 생각이 듭니다.

〇 ☖ ⌚ 🖌 ✒

정〇〇(남), 남원, 45세, 2형 당뇨

디앤디 복용 전

· 당화혈색소: 12.1

· 공복혈당: 200~300

· 식후혈당: 380

· LDL: 170

· 마이크로 알부민: 36

· 비타민D: 14.3

· 진단: 전북남원의료원

D&D 복용 전의 현상

안녕하세요, 전북 남원에 살고 있는 정〇〇입니다. 저는 2형 당뇨입니다. 디앤디 복용 전 혈액 검사는 당화혈색소 12, 혈당 380, 이렇게 나왔습니다.

D&D 복용 후의 현상

1. D&D 복용 5일 차 2019.08.31

디앤디를 먹기 전에는 식후 혈당이 아주 높게 나왔습니다. 보통 200-300 정도 사이로 나왔습니다. 오늘까지 D&D 복용 5일차입니다. 신기한 것은 어제부터 식후 혈당이 규칙적으로 나온다는 것입니다. 어제(30일)는 150 정도 나왔습니다. 오늘(31일)은 140 정도로 낮아졌습니다.

공복혈당도 어제는 130이었는데 오늘은 120으로 떨어졌습니다. 약을 먹지 않고 디앤디만으로도 당이 조절된다는 것을 눈으로 보고 매일 놀라고 있습니다. 239바이오의 D&D가 정말 신기할 따름입니다.

박사님께 항상 감사드립니다. 그리고 우리 카페 '1형 당뇨' 환우분들이 모두 나으시길 진심으로 기원합니다~!

2. D&D 복용 13일 차 2019.09.09

D&D를 복용한 지도 어느덧 13일이나 지났습니다. D&D 복용 전 혈액검사 수치는 다음과 같습니다. 당화혈색소는 12.4, 혈당은 200-300대였습니다. 저는 박사님의 D&D를 만나기 전까지 약을 복용하지 않았어요. 식품으로 치료를 하려고 했죠. 정말 찾으면 있을까 하는 의구심으로 찾았는데 D&D 같은 식품이 있더라구요. 꿈이 현실로 일어나더군요.

신체에 나타난 변화들은 다음과 같습니다. 단백뇨 때문에 오줌에서 거품이 많이 나고 단내도 나고 오줌색도 진했는데 지금은 완전히 정상으로 돌아왔습니다. 잠을 자고 나면 항상 피곤했는데 지금은 너무나 가뿐하고 개운하게 일어납니다. 자다가 화장실에 2번 이상은 갔는데 지금은 아침까지 화장실 가기 위해 일어나지 않습니다.

당뇨병 환자 판정을 받고 2년간 마음고생 많았는데 박사님을 만나고부터는 완전히 사라졌습니다. 하루하루의 삶이 너무나 감사하고 즐겁습니다. 이삼구 박사님 네이버 '1형 당뇨 완치' 카페매니저님 너무나 감사드립니다~!

3. D&D 복용 한 달 차 2019.09.27

D&D를 복용한 지 벌써 한 달이 되었네요. 제 삶에 있어서 참 큰 반전이 바로 D&D를 만난 것이었습니다. 당뇨 때문에 삶이 정말이지 힘들었습니다. 지금은 너무나 행복합니다. 정신과 육체적 건강을 다 얻었습니다. 다음은 D&D를 1개월 복용하고 난 결과입니다. 저는 2형 당뇨라서 가장 중요한 것이 바로 혈당의 변화입니다.

당화혈색소 수치가 12.1에서 9.0으로 3.1이 떨어졌습니다(혈당으로 계산하면 평균 혈당이 거의 100이 떨어진 것입니다). 한 달 만에 일어난 엄청난 변화라고 생각합니다. 항상 말씀드리지만 박사님께 너무나 감사드립니다. 정상 혈당으로 돌아올 때까지 D&D를 열심히 먹겠습니다.

4. D&D 복용 120일 차 2019.12.26

안녕하세요. 2형 당뇨 120일차 정○○입니다. 처음에는 평균혈당이 300이었습니다(당화혈색소 12.1). 지금은 혈당이 정상화되어서 너무나 맘 편안하게 살고 있습니다. 제가 드리고 싶은 말씀은 약이 아닌 D&D라는 식품이 얼마나 대단한가입니다. 약이나 인슐린은 임시방편적인 것입니다. 근본적인 문제를 해결하기 위해서는 D&D를 복용하시라는 것입니다. 아직도 저는 D&D를 복용 중이지만 조만간 끊고 정상적인 생활로 돌아갈 것 같습니다. 정말 2형 당뇨는 D&D 앞에서는 아무것도 아닙니다. 1형 당뇨 환자분들에게는 정말 대단한 식품이구요. 췌장에 베타세포가 재생이 되는 것은 결국 당뇨환자에서 해방된다는 의미이니까요. 1형 당뇨 환자들에게는 신의 선물이나 마찬가지입니다.

💧 🩸 ⌚ 🤚 💉

양○○(남), 목포, 46세, 2형 당뇨

디앤디 복용 전

- 당뇨병력: 13년
- 당화혈색소: 7.8
- 공복혈당: 153
- 식후혈당: 275
- 중성지방: 210
- HOMA-BCF: 23
- 비타민D: 11.95

- 당뇨합병증
  - 발저림
  - 협심증(스텐트 삽입, 혈액응고제 복용)
  - 당뇨병성 망막증
  - 활성산소: 1611
- 진단: 남악온누리내과의원

디앤디(D&D) 복용 전의 현상

안녕하세요 저는 2형 당뇨 진단 후 10년 된 목포의 양○○입니다. 당뇨로 인해 합병증이 나타났습니다. 합병증을 치료하기 위해 협심중 시술(스텐트 삽입시술)을 받았습니다. 협심증 외에도 발바닥 저림, 중성 지방 수치 상승 같은 증상이 있습니다. 탈모도 심했고, 눈이 침침했습니다. 대화 시 발음도 잘 안 되었습니다. 혈액 검사 결과 총 9가지의 합병증이 발견되었습니다. 당뇨발생 후 약 복용 중인데도 저는 술 담배를 하곤 했습니다.

디앤디 복용 전의 혈액검사 결과는 다음과 같습니다. 공복 혈당은 153, 식후 혈당은 275, 당화혈색소는 7~8, 중성 지방은 210입니다.

디앤디(D&D) 복용 후의 현상

박사님과 상담 받았습니다. 일단 박사님의 첫인상이 매우 좋으십니다. 상담 해보신 분들은 잘 아실 거라 생각됩니다. 10시 40분에 도착하여 12시 40분, 약 두 시간 동안 상담했습니다. 너무나도 친절하셨고, 제 상태에 대해 너무나 잘 알고 계셨습니다. 진심으로 감사드립니다.

디앤디를 먹고 신체에도 다음과 같은 변화가 생겼습니다. 몸무게가 6kg이나 줄어 현재 78kg입니다. 혈당은 디앤디 섭취 및 운동으로 현재 감소했습니다. 식후에 혈당은 안정을 찾아갔습니다. 최근 공복 혈당은 78-82정도입니다. 제 상태에 대해 너무나 잘 알고 꼼꼼히 지적하고 상담해주신 박사님께 진심으로 감사드립니다. 앞으로 디앤디를 열심히 섭취하고 몸 관리 잘해서 당뇨를 꼭 극복하겠습니다.

1. 디앤디(D&D) 섭취 1일 차

복용시간	혈당 수치	식사
점심(12:15)	116	디앤디 복용
저녁(18:00)	154	토마토 한 개, 배 4분의 1조각

2. 디앤디(D&D) 섭취 40일 차(2020년 1월 4일 첫 섭취)

복용시간	혈당 수치	식사
점심(6:20)	88	디앤디 복용
아침 식후 2시간	98	디앤디 복용
점심 식후 2시간	120	일반식사(식후 30분 걷기)
저녁 식후 2시간	100	일반식사(식후 30분 걷기)

3. 지난 2주간 혈당 변화 추이

복용시간	혈당 수치	식사
아침 공복	80~90	디앤디 복용
아침 식후 2시간	115~130	디앤디 복용

식습관을 개선하고자 다음과 같은 식단을 구성했습니다.

아침 식후 2시간: 디앤디와 야채, 사과 8분의 1조각

점심 식후 2시간: 간편 도시락(샐러드, 방울토마토, 고기 종류, 샌드위치) **섭취**

저녁: 디앤디 복용 후 버섯구이, 콜라비 섭취

주말: 아침, 저녁 평일과 동일

점심: 살코기 위주의 고기 섭취(쌈 채소 다량 섭취)

40일 현재 식사 시 백미 섭취 극소량, 국물 섭취 안 함(한 번도 한 적 없음).

4. 생활습관 개선을 위한 노력

금주와 금연: 50일 차 진행 중

평일: 점심 식사 후 걷기운동 20분

저녁: 식사 후 근력, 걷기운동 40분

주말: 아들과 함께 등산 계획

간식: 식후 2시간 이후 아몬드, 호두, 견과류 소량 섭취했으나 점점 허기에
　　　익숙해짐. 섭취량을 줄여가는 중

취침: 11시에 무조건 불 끄고 잠

5. 디앤디(D&D) 복용 후 지난 2주간 혈당 변화 추이(디앤디 복용 54일 차)

특이사항: 당뇨약 복용 중단 54일 차

아침 공복: 80~90 사이

아침 식후 2시간: 115~130 사이(디앤디 섭취)

6. 디앤디(D&D) 복용 후 혈액검사 수치 변화

날짜	당화혈색소	중성지방
2019.12.28	7.8	211
2020.02.27	6.3	108

콜레스테롤도 평소보다 낮아지는 변화를 보였습니다. 2달째라
다른 검사는 안 하고 당화혈색소와 고지혈증 검사만 실시했습니

다. 3월 말에 전체 검사를 다시 실시할 예정입니다. 무엇보다 당화혈색소가 2달 만에 1.5 수치 정도 감소했습니다. 의사 선생님이 놀라면서 관리 잘했다고 칭찬해 주었습니다. 더욱더 노력해서 꼭 정상치에 도달하겠습니다.

7. 디앤디(D&D) 복용 후 혈액검사 수치 변화(2020.04.01)

날짜	당화혈색소	AST	ALT	GTP
2019.12.28	5.4	26	24	25

전 지금도 여전히 같은 식습관과 운동으로 관리하며 지냅니다. 혈당도 좋습니다. 코로나19로 몸과 마음이 지칠 땐 더욱더 힘내서 행복하셨으면 합니다.

가장 고무적인 것은 몸무게 변화 및 지방간입니다. 작년 12월에 초음파 검사 시 지방간이 너무 심해 판독 불가 판정을 받았습니다. 결국 간암 위험군 판정 소견이 나왔습니다. 공단에서 올해 재검사 권유가 나와 4월 1일 다시 간초음파 검사를 실시하였습니다. 결과는 놀랍게도 지방간이 전혀 없다는 소견이었습니다. 의사 선생님은 결과를 보시고는 놀라 다시 꼼꼼히 체크하였습니다. 체중 감량 결과는 이렇습니다. 인바디 검사 결과 몸무게가 72.7kg으로 현재까지 약 12kg을 감량하였습니다. 그리고 무엇보다 가장 중요한 지표인 당화혈색소의 변화입니다. 변화 상태를 보면 다음과 같습니다.

날 짜	당화혈색소
2019년 11월 29일	8.2
2019년 12월 28일	7.8
2020년 02월 27일	6.3
2020년 04월 01일	5.4

결과에 대해 얘기해보겠습니다. 지금 당화혈색소 상태로만 보면 정상 판정이라 할 수 있습니다. 의사 선생님이 지금 정상이라고 앞으로 유지만 잘 하면 되겠다고 해주셨습니다. 선생님의 말씀을 듣고 마음을 단단히 먹고 식이조절을 했습니다.

1월 4일 박사님과 첫 면담을 했습니다. 면담 결과 당뇨 합병증으로 약 8가지 이상의 증세가 있다는 결과를 들었습니다. 그 얘기를 듣는 순간 정말 인생이 무너지는 줄 알았습니다. 집사람과 동행한 자리였기에 더욱더 비참한 심정이었습니다. 그렇게 무거운 발걸음으로 집으로 돌아와야 했습니다. 하지만 박사님께서 제게 걱정하지 말라며 디앤디를 복용하면 3개월 안에 이 모든 게 다 좋아질 수 있다고 했습니다. 저는 박사님의 말만 기억하고 죽을 만큼 열심히 달려왔습니다. 물론 디앤디만 복용해서 이만큼 좋아졌다는 건 절대 아닙니다. 하지만, 제가 여기까지 올 수 있었던 건 분명히 디앤디의 힘 덕분이라고 할 수 있습니다. 디앤디 복용하시는 당뇨 환우 여러분께 자신 있게 말씀드립니다. 디앤디는 당뇨에 좋은 특효 식품입니다. 이것은 저뿐만 아니라 디앤디를 드시는 모든 분들도 함께 느끼는 점입니다. 하루 빨리 당뇨를 이겨내고 싶으신 분들은 고민하지 마시고 디앤디를 하루 빨리 드시길 강력히 추천합니다. 망설이지 마십시오. 실천이 곧 완치로 가는 지름길입니다.

박○○(남), 목포, 29세, 2형 당뇨

디앤디 복용 전

- 당화혈색소: 16.4
- 식후혈당: 500~
- 인슐린분비량: 8.1
- 지방간 심함
- 공복혈당: 233
- 당뇨가족력 있음
- GOT: 58

- GPT: 95
- 감마 GTP: 68
- 중성지방: 262
- 인슐린주사량: 총 50단위~35단위
  - 기저: 20
  - 초속: 10-10-10 또는 5-5-5
- 진단: 목포한국병원

안녕하세요. 저는 올해 29살 남자이며 목포 사는 박○○이라고 합니다. 저는 지금으로부터 1년 전, 2019년 4월 10일 목포 한국병원에서 당뇨판정을 받았습니다. 확진 당시 제 당화혈색소 수치는 16.4, 식후 혈당은 500대를 형성하고 있었습니다. 다행스럽게도 인슐린 분비량은 8.1, 공복혈당 수치는 2.1이었습니다. 1형 당뇨는 아닌 상태였습니다. 하지만 지방간이 매우 심각한 상태였고, 1년이 지난 지금까지도 간의 상태가 좋지 않습니다. 소식을 하여도 지속형 인슐린을 맞아야만 공복혈당이 유지되는 상황이었습니다. 물론 얼마 전까지 매일 아침에 투제오를 20씩 주사하고 있었습니다.

한 달 전부터는 식후 2시간 혈당수치가 250 가까이 치솟으면서, 휴머로그도 처방받았습니다. 식전에 5씩 맞아야만 했습니다. 그리고 얼마 전에는 제가 고혈압이라는 사실도 알게 되었습니다. 혈압약을 복용하였습니다. 1년 사이에 신장에도 무리가 갔던 모양인지 미세 단백뇨도 나오고 있어, 정말 건강이 급속도로 악화되고 말았습니다. 물론 다른 1형 당뇨 환우 분들이 겪고 계신 심적 육체적 고통에 비하면 미비한 수준입니다. 미래를 위해 투자하고 열정을 쏟을 나이에 건강에 발목이 잡혀서 제자리걸음만 하고 있으니, 힘들었습니다. 마치 빛이 하나도 들어오지 않는 무간의 공간을 홀로 걸어가는 듯 절망적인 심정만 들었을 뿐입니다.

디앤디(D&D) 복용 후의 현상

우연히 일주일 전에 구글 검색으로 디앤디를 알게 되었습니다. 박사님과 상담을 하고, 그저께 디앤디를 택배로 받아 어제부터 모든 인슐린을 끊고 디앤디를 하루에 2번, 이틀째 섭취하고 있습니다. 아침저녁으로 말입니다. 비록 이틀째지만, 효과가 바로 나타났습니다. 이틀간의 식단과 혈당기록을 보여드리면 다음과 같습니다.

1. 4월 2일

복용시간	수치	먹은 음식/운동
오전 8시	108	(공복)
오전 8시 30분	120(식사한 지 2시간 후)	디앤디, 데친 양배추
점심 12시	107(식사한 지 2시간 후)	적근대, 케일, 치커리, 로메인, 양상추, 청상추, 아몬드, 삶은 계란1개, 플레인 요거트.
저녁 7시	87(식사한 지 2시간 후)	데친 양배추
저녁 7시	87(식사한 지 2시간 후)	데친 양배추, 5킬로미터 러닝, 20분 사이클, 근력운동 10분

2. 4월 3일

복용시간	수치	먹은 음식/운동
오전 8시	83	(공복)
오전 8시 30분	110(식사한 지 2시간 후)	디앤디, 데친 양배추, 아몬드 5알
점심 12시	101(식사한 지 2시간 후)	적근대, 케일, 치커리, 로메인, 양상추, 청상추, 아몬드, 삶은 계란1개, 플레인 요거트.
저녁 7시	109(식사한 지 2시간 후)	디앤디, 데친 양배추, 아몬드 5알.

　참고로 기저 인슐린을 20씩 주사하였을 때, 아침에 작은 삼각김밥을 하나 먹고 나니 혈당이 178이었습니다. 4월 1일 쌀밥 한 숟가락(1/4공기)에 매생이국을 먹고, 스쿼트 50개와 푸시업을 30개 했습니다. 2시간 지나니 혈당이 150이었습니다. 아직 속단하기에는 이르지만, 저처럼 아직 췌장기능이 남아 있는 2형 당뇨 환자에게는 효과가 바로 나타나는 것 같습니다.

3. 4월 14일(디앤디 13일째)

　현재 인슐린 지속형 초속형 전부 끊은 상태입니다. 저는 아침저녁으로 디앤디를 먹고 점심은 일반식을 하고 있습니다. 박사님께서 일반식은 귀리와 보리를 섞어서 먹으면 그나마 혈당이 덜 올라간다고 말씀해주셨습니다. 어차피 곡류라는 게 탄수화물 덩어리입니다. 게다가 곡류는 다른 종류의 음식보다는 Gi지수(혈당이 올라가는 수치)가 매우 높은 음식입니다. 그런 이유에서 저는 제가 당뇨에서 벗어나기까지(1년 정도)는 그것들을 아예 끊기로 마음먹었습니다. 그동안 입에 대지도 않았습니다.

제 주식은 채소와 버섯인데요. 아침에는 바쁘니까 대부분 디앤디+견과류(아몬드, 땅콩, 월넛)로 해결합니다. 점심 식사는 데친 채소와 버섯들입니다. 그냥 맹물에 데치면 맛이 없습니다. 그래서 저는 정육점에서 파는 간장 소불고기를 사서 육수만 내고, 고기는 버립니다. 아까워도 별 수 없습니다. 그 소고기육수에 넣을 재료들을 사러 마트에 갑니다. 미나리, 당근, 양파, 새송이버섯, 팽이버섯, 느타리버섯, 가지, 청경채 등 근처 마트에서 파는 싱싱한 채소와 버섯을 고릅니다. 육수에 그것들을 데쳐서 양껏 먹습니다(국물은 안 먹습니다).

그렇게 해서 먹으면 맛있습니다. 배도 부르고, 맵고 짠 김치, 곡류 식사보다 훨씬 몸에 부담이 적고 활기가 돌고 포만감도 오래갑니다. 정말 많이 먹은 날, 먹고 나서 두 시간 후에 최고로 많이 오른 혈당이 141이었습니다. 그렇게 먹은 후 바로 스쿼트 100개, 푸시업 30개 한 후 80대로 떨어졌고요. 대체로 저렇게 먹으면 수치가 110~120중후반대로 형성됩니다. 그리고 디앤디를 먹고, 2주 사이에 몸무게가 7kg이나 감량되었습니다. 한 달 전쯤에 93kg이

엇는데, 몸이 갑자기 안 좋아진 걸 느껴서 간헐식 단식을 했더니 88~89kg까지 빠졌습니다. 계속 그 몸무게로 유지되다가 2주 전 디앤디를 섭취하고 나서부터는 몸무게가 감량되었습니다. 지금 현재 제 몸무게는 82kg입니다. 많이 감량되었지요. 살이 빠진 것만으로도 정말로 만족스럽습니다.

유튜브를 보다가 우연히 드라마 '허준'을 다시 보게 되었습니다. 그 드라마에서 가장 인상 깊었던 대사는 "병은 고통 없이 물러가지 않는다. 지금 참지 않으면 나중에 더 큰 고통을 주는 것이 바로 병이다"라는 대사입니다.

디앤디를 꾸준히 복용하고 식이조절을 잘 해서 당뇨를 다 같이 이겨냈으면 합니다.

4개월 후 제 상황을 말씀드리겠습니다.

제가 1년 전에 당뇨확진을 받았을 당시 제 당화혈색소의 수치는 16.4였습니다. 정상인의 3배가 넘는 수치였습니다. 그 이후로 1년 동안 인슐린과 약물치료를 병행하면서 7~8까지 당화혈색소를 유지하였는데, 올 초부터 몸이 안 좋아지는 게 느껴지더라고요. 밥 먹고 인슐린을 맞으면 혈당이 안정화되는데 인슐린을 맞아도 200대 중반에서 300대까지 올랐습니다.

이대로 가다가는 얼마 못 가 죽겠다 싶어서 다른 방법을 고민하다가 인터넷 검색을 통해서 이삼구 박사님이 연구개발한 디앤디 D&D를 알게 되었습니다. 디앤디 관련한 여러 키워드를 검색하여

1형 당뇨완치 카페에도 가입하고 디앤디 먹었던 사람들의 후기도 읽어보고 신뢰를 갖게 되었습니다. 혈액검사 결과지를 보내고 239 바이오 본사로 전화하여 상담하고 그 주부터 디앤디를 섭취하게 되었습니다.

아침저녁으로 2개월간 섭취하고 나서 혈액검사를 실시하게 되었는데, 당화혈색소는 7.3에서 5.3으로 좋아졌으며, 신장, 간 기능 콜레스테롤 중성지방 수치가 매우 안 좋았는데 모든 수치가 정상이 되었습니다.

가장 눈에 띄게 좋아진 점은 현재 섭취한 지가 4개월 정도가 되었는데, 몸무게가 3월 초에 90kg이었는데 현재는 70kg으로 4개월 만에 20kg이 감량되었습니다. 저는 몸이 살이 잘 안 빠지는 체질인데 디앤디를 먹고 빠진 게 기적이라고 생각합니다. 딱히 식단을 타이트하게 조절한 것도 아니고, 운동도 그렇게 열심히 한 적도 없었는데 이렇게 살이 정상범위까지 빠져서 정말 기분이 좋습니다.

그래서 저처럼 20대 때 당뇨가 와서 고생이신 분들은 239바이오에서 개발한 식품 디앤디를 섭취하게 된다면 그 당일부터 몸이 좋아지시는 걸 느끼실 겁니다. 감사합니다.

사례 18 🩸 💉 ⌚ 👌 💉

이○○(남), 서울, 40세, 1형 당뇨

디앤디 복용 전

- 당뇨병력: 8년째
- IGF-1: 100.66
- GOT: 48
- 당화혈색소: 7.8
- GAD ab: 2.43
- 진단: 펜타힐의원

- 인슐린주사량: 총 55-70단위
  - 기저: 15단위
  - 초속: 10-15~20-15~20
- 씨펩타이드: 0.16
- 공복혈당: 185
- 식후혈당: 150~300

안녕하세요. 40대 당뇨인입니다.

30대에 당뇨라는 걸 알게 돼서 거의 당뇨를 앓고 지낸 지 10년 가까이 되었습니다.

그동안에 나름대로 좋은 식습관을 유지하려고 많이 노력했고 다양한 건강식품뿐만 아니라 병원에서 처방해주는 약, 인슐린, 기능의학병원에서 추천해준 여러 가지 방법들, 즉 저탄고지라든지 이런 것들을 열심히 하려고 노력은 했으나 당뇨가 좋아지거나 개선되는 것은 경험하지 못했습니다.

물론 그것들을 100% 완벽하게 수행하지 못했던 점도 있었지만, 어느 병원에서도 어느 곳에서도 당뇨가 완치될 수 있다고 속 시원히 말해주는 곳은 없었습니다.

우연히 인터넷을 검색하던 중에 이삼구 박사의 영상과 췌장베타 세포를 재생한다는 디앤디라는 식품을 알게 되었고 호기심에 여러 가지를 점검하며 검토하고 알아보게 되었습니다. 너무나 확신 있게 인슐린 없이도 췌장의 베타세포를 재생할 수 있게 만들어 준다고 도움을 준다고 말씀하시는 영상을 보고 믿을 수가 없어서 실제 드시는 분들과 연락을 하게 되었고 수소문 끝에 그분들과 상담을 진행한 결과, 일단 신뢰가 생겼고 좋아지는 사례들을 경험한 후기를 보면서 나도 도전해봐야겠다는 생각을 하게 되었습니다.

디앤디를 섭취한 지 한 달 정도 되었습니다. 한 달 전에 인슐린 주사량은 55~70정도였습니다.

주사를 맞지 않고 쟀을 때는 기본이 300에서 많게는 500 이상, 그래서 인슐린 주사 혈당을 측정하는 혈당계가 수치를 측정할 수 없이 높게 나와서 high라고 뜨는 경우가 종종 있었습니다.

디앤디를 섭취한 지 한 달이 지나고 지금 현재는 인슐린 주사를 총 20단위 정도로 낮췄습니다.

혈당도 정말 많을 땐 280, 그리고 평소에는 180~190에서 왔다 갔다 하는 것을 확인하며 기록하고 있습니다. 혈당도 많이 낮춰졌고 인슐린 주사를 맞는 양도 많이 줄었기 때문에 앞으로 꾸준히 더 한다면 정말 좋은 성과가 있을 거라고 기대하고요. 또 췌장의 베타세포도 개선이 될 수 있을 거라고 기대해봅니다.

1형 당뇨로 힘들어하시고 고생하시는 당뇨인들이 영상을 통해서 췌장베타세포를 재생하는 239디앤디의 선택을 주저하지 마시고 도전해보시라는 권유를 해드리고 싶습니다.

탈모 진행 중 복용,
발모 외 기타 효능

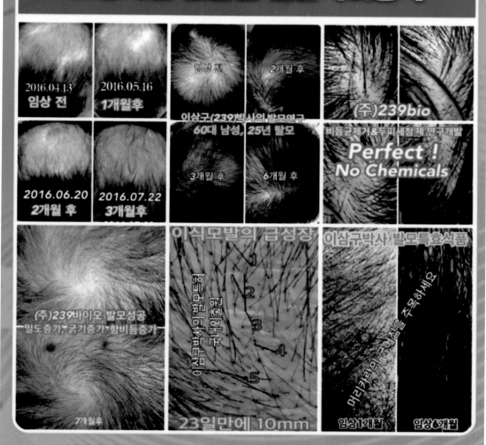

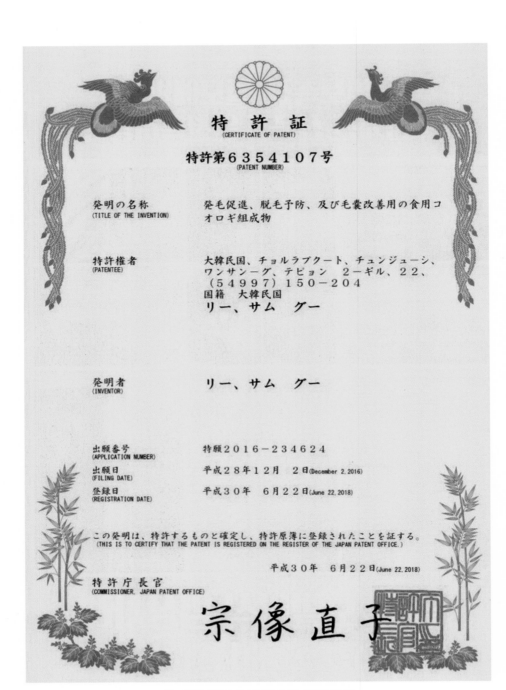

特 許 証
(CERTIFICATE OF PATENT)

特許第6354107号
(PATENT NUMBER)

発明の名称 発毛促進、脱毛予防、及び毛嚢改善用の食用コ
(TITLE OF THE INVENTION) オロギ組成物

特許権者 大韓民国、チョルラプクート、チュンジューシ、
(PATENTEE) ワンサンーグ、テピョン 2ーギル、22、
（54997）150ー204
国籍 大韓民国
リー、サム グー

発明者 リー、サム グー
(INVENTOR)

出願番号 特願2016ー234624
(APPLICATION NUMBER)
出願日 平成28年12月 2日(December 2, 2016)
(FILING DATE)
登録日 平成30年 6月22日(June 22, 2018)
(REGISTRATION DATE)

この発明は、特許するものと確定し、特許原簿に登録されたことを証する。
(THIS IS TO CERTIFY THAT THE PATENT IS REGISTERED ON THE REGISTER OF THE JAPAN PATENT OFFICE.)

平成30年 6月22日(June 22, 2018)

特許庁長官
(COMMISSIONER, JAPAN PATENT OFFICE)

宗像直子

발모 관련 원천소재 물질특허 일본특허등록증

삶은 예측불허다
- 최O(남), 57세, 서울(금융인, 전 지점장)

이삼구 박사를 만난 때는 지방으로 발령을 받은 직후인 1996년 2월 1일입니다. 날짜를 정확히 말할 수 있는 것은 아래의 증명사진 때문이지요. 제 사무실에서 만나 이 박사가 제 머리를 보더니 본인이 개발한 A제품을 먹으면 탈모가 예방될 뿐만 아니라 발모가 될 것이라는 이야기를 하는 것이었습니다. 그동안 머리를 감으면 손바닥이 까맣게 변할 정도로 머리카락이 많이 빠지는 상황이었기에 저는 바로 A제품을 달라고 했습니다. 저는 경험주의자이고 얼리어답터로 대체로 직접 해보고 빨리 시도하는 편에 속합니다. 특히 시도의 위험이 적다면 이 선택의 결과는 말미에 실제 제 머리를 시기별로 촬영한 발모 증명사진이 말해주고 있으니 발모에 대해서는 굳이 말하지 않아도 되겠습니다. 백문이 불여일견百聞以不如一見! 저는 이 제품을 발모를 위해 먹었습니다. 하지만 발모 이외에도 좋은 부가적인 작용副作用이 있어 그 효능에 대해서 이야기하고자 합니다.

부가적인 효능 1. 요요현상 없는 체중감소

제품에 함유된 단백질 및 기타 영양분들을 확인하고 아침식사를 이 제품과 두유 및 과일을 함께 믹서기에 갈아 섭취하는 것으로 바꾸었고(바로 바꾼 것은 아님. 처음에는 탄수화물 중독증 때문에 아침밥을 먹음), 30~40분 정도의 달리기 및 근력운동(이것은 약 최근 1년 반 정도 실행)을 병행한 결과 다른 특별한 식생활 및 사회생활의 변화 없이 74~75kg까지 나갔던 몸무게(허리둘레 34인치)가 60~61kg(허리둘레 30인치)으로 감소하였습니다.

주변에 다이어트와 운동을 해서 몸무게를 줄였다가 결국 다시 포기하신 분들의 이야기를 들어보면 몸무게가 줄면서 기력 및 활력이 감소하고 우울해진다는 말씀이 많습니다. 하지만 저는 이러한 현상이 없었습니다. 줄어들던 골프 드라이버 및 아이언 거리도 30대 때로 회복되었습니다. 디앤디와 함께 지속적인 운동과 음주 절제 등 식습관과 병행했기에 이러한 변화가 나타난 것입니다. 이 중에 하나만 없었더라도 현재의 결과는 불가능했으리라 생각합니다.

부가적인 효능 2. 전반적인 건강지표 상승

	2016. 2 (Before)	2020. 7 (After)
체중	69.0	61.8
체질량지수	23.8	21.4
비만도	109.5%	98.3%
허리둘레	109.5	77.0
혈압 (수축기/이완기)	114/79	103/77
총 콜레스테롤	229 (높음)	197 (정상)
고밀도 콜레스테롤(HDL)	59 (정상)	79 (높음)*
저밀도 콜레스테롤(LDL)	131 (높음)	100 (정상)
중성지방(TG)	194 (높음)	117 (정상)

(정상 수준이었던 고밀도 콜레스테롤이 높아졌다. 이러한 징후가 무엇을 뜻하는 신호인지 알아보았다. 혈관에 쌓인 콜레스테롤을 간으로 보내 동맥경화를 예방하는 신호로서 콜레스테롤 수치가 높을수록 좋다고 한다.)

부가적인 효능 3. 피부상태의 현저한 개선

평소에 저는 항상 스킨과 로션을 사용했습니다. 건조한 겨울과 봄 사이에는 몸에 하얗게 각질이 발생해 바디로션을 발랐고, 심할 때는 연고를 사용했습니다. 특히 사타구니 부분은 피부가 해어지는 바람에 발갛게 붓고 쓰라렸습니다. 그런데 이 건조증이 사라지고 피부가 좋아진 것이지요. 지금은 얼굴에도 연중 화장품을 사용하지 않고 있는데, 아무 문제가 없습니다.

부가적인 효능 4. 과민성대장증상 치유

예전에는 전날에 술을 마시면 어김없이 설사를 했습니다. 집을 나서기 전에 세 번 정도 화장실을 이용해야 비교적 안심하고 출근을 할 수 있었습니다. 안 그러면 출근길 중간에 꼭 하늘이 노래지고 세상의 종말이 다가온 듯한 낭패감을 느끼는 상황과 마주치곤 했습니다. 하지만 지금은 그렇게 힘들지 않습니다. 과음 후에도 설사는 나오지 않고 화장실도 평소와 같이 한 번이면 안심하고 출근길에 오를 수 있습니다.

부가적인 효능 5. 탄수화물 중독 치료

쌀밥과 밀가루 음식을 좋아하고 어렸을 때부터 세 끼를 꼬박 챙겨먹다 보니 40대 초반 정도에 탄수화물 중독증세가 나타났었습니다. 전날 과음을 한 날이면 오전 및 늦은 오후에 명치 부분이 끊어질 듯 아프고 손이 떨리는 증상이 나타난 것입니다. 인터넷을 뒤지고 지인들에게 물어본 결과, 탄수화물 중독 증세였습니다. 식사에서 쌀이나 밀가루 음식이 빠질 수 없는 생활이었습니다. 지방에서 혼자 생활하면서도 아침밥으로 쌀밥을 해먹거나 누룽지로 때우

거나 할 수밖에 없었던 이유입니다.

그런데 이 제품을 먹은 지 몇 개월이 지났을 때 우연히 아침을 걸렀습니다. 그러자 이 현상이 안 나타났습니다. 혹시나 해서 계속 아침밥 대신 이 제품을 먹어보니 중독증세가 나타나지 않았습니다. 그때부터 저는 평생 처음으로 아침밥에서 해방된 삶을 살아오고 있습니다. 이러한 변화의 순간이 바로 체중감소와 기타 건강지표의 개선의 시작점이었다고 생각합니다.

부가적인 효능 6. 숙취제거 및 알콜 해독 능력 탁월

이 효과는 즉각적이기도 하고 장기적이기도 하지요. 이것도 현재 시판 중인 어떤 제품보다도 탁월하다고 생각합니다. 이 모든 것이 이삼구 박사의 이야기를 처음 듣던 그때 제가 기대했거나 의도해서 나타난 결과가 전혀 아닙니다. 발모에 대한 0.1% 정도의 기대만 있었지요. 이삼구 박사가 자기 제품을 먹으면 몸이 나을 것이라는 말을 했을 때만 해도 그랬습니다. 저는 그의 말을 반신반의했습니다. 과연 박사님의 말을 믿고 먹을 것인가, 말 것인가. 두 가지 의기로 앞에 선 것이지요. 저는 평소의 품성대로 먹는 것을 택했습니다. 만일 안 먹는 것을 선택했다면 지금은 전혀 다른 상황에 처해 있었을 것입니다. 선택하고 실행하는 사람과 의심하고 선택을 미루거나 하지 않는 사람의 삶의 궤적과 결과는 다르겠지요. 삶은 그냥 놔두면 예측불허로 흘러갑니다. 과감한 선택과 행동을 통해 예측 가능성을 높여야지요. 특히, 타개해야 할 문제가 있거나 위기라면 더욱 그렇습니다. 저의 경험담이 마치 만병통치약 광고처럼 보일 것이라는 것을 압니다. 사람마다 차이가 있을 것이라는 것도 압니다. 다만, 저에게는 이 모든 것이 사실입니다.

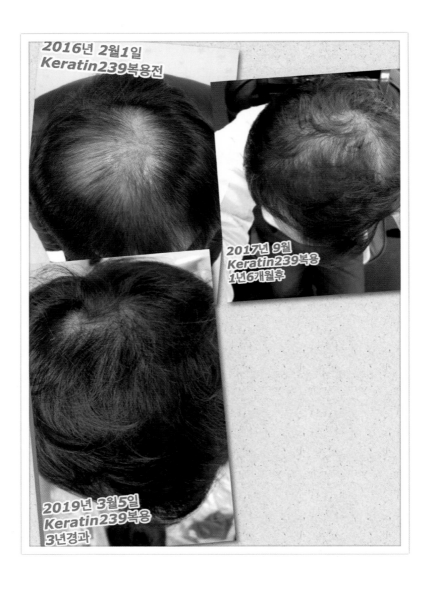

● 췌장베타세포재생 디앤디 세부자료

* SCI 논문 : https://onlinelibrary.wiley.com/doi/full/10.1002/fsn3.1323

* 이삼구 박사 유튜브(국제발표영상): https://www.youtube.com/user/isotc23sc6

* (주)239바이오 홈페이지 : www.239bio.com

* (주)239바이오 공식블로그 : https://blog.naver.com/239bio

* 네이버 '1형 당뇨완치카페' : https://cafe.naver.com/239dnd

(주)239바이오 회사 연혁

연	월	내 용
'20	8	췌장베타세포재생 D&D 유럽특허등록 결정
'20	6	췌장베타세포재생 D&D, 1형/2형 환자대상증례임상 120케이스 달성(성공률 70~80%)
'20	5	알츠하이머치매용 Alzend In-Vivo GLP계약체결(환자대상 유효성확인)
'20	5	미국 FDA FSSC22,000 인증컨설팅지원 선정(지원기관:AT)
'20	5	췌장베타세포재생 D&D액상의 전임상 성공/특허출원완료(수행기관:전북대 수의대학)
'20	4	항비만 NK부스터 전임상(In-Vivo) 계약체결(수행기관:한국식품산업클러스터진흥원)
'20	4	일본특허청, 췌장베타세포재생 D&D 3종 특허등록
'20	3	남성불임 및 성기능 "귀아그라" 전임상 성공 (전북대학교병원 임상지원센타-비뇨의학과)
'20	3	3차유상증자완료 : 주당 액면가(5,000원)의 40배수 200,000원으로 10억원
'20	3	㈜239바이오 GMP시설인증
'20	2	스페인 제약회사 인수 및 투자 관련 협의(4인공동 25%씩 지분, 노벨의학상후보자 포함)
'20	1	핀란드 헬싱키 의과대학(Jaakko Tuomilehto 교수)과 디앤디(D&D)임상협약 체결
'20	1	HACCP인증(곤충가공식품, 제 2020-5-9014호) 완료
'19	12	D&D의 췌장베타세포재생 효능, SCI 국제저널 논문게재(Food Science and Nutrition)
'19	11	국제식품영양학회 조직위원 및 초청연사로 D&D효능발표(말레이시아 쿠알라룸푸르)
'19	9	인도국제당뇨학회 NDID D&D효능 국제초청연사발표
'19	9	공장등록증(건강기능식품 제조업, 관리번호 : 451402016365127) 완료
'19	8	기업부설연구소 인증 (제 2019114281호) 완료
'19	8	영업등록증 (식품제조가공업, 제 2019-091485호) 완료
'19	8	(주)239바이오 본사 준공식
'19	7	알츠하이머치매 치료물질(Alzend) In Vitro 성공(조선대 약대)
'19	7	제27차 국제당뇨학회(UAE 아부다비) 조직위원 및 초청연사(D&D 의학적 성과) 발표
'19	7	2차무상증자 473,362주발행, 총주식 788,937주(자본금 3,944,685,000원)
'19	6	전북대학교병원(병원장 : 조남천)과 "불임 및 성기능 개선" 전임상 연구협약 체결
'19	5	현물출자신주발행(금 2,496,450,000원, 자본금증가 83,215,000원, 액면가 5,000원, 1주당 150,000원, 발행주식 16,643주), 총자본금(증가분포함) 1,567,215,000원
'19	5	(주)239바이오-원광대학교 한방병원-전북TP "희귀난치성질환치료" 공동연구 MOU체결
'19	3	귀뚜라미 대량사육기술 특허기술가치평가(현물출자용) 35억6천6백4십만원(법인전환)
'19	2	D&D의 "췌장베타세포재생" 전임상/인체적용시험결과 India 중앙정부 보건복지부 브리핑,인도국립병원 2곳 40명 의사에게 발표, 인도 당뇨전문병원 인도인 임상시험실시
'19	1	D&D의 "췌장베타세포재생" 전임상/인체적용시험결과 국내의학회 발표(KSBMB)
'18	11	D&D의 "췌장베타세포재생" 전임상/인체적용시험결과 국제당뇨학회 발표(UAE두바이, Finland헬싱키)
'18	11	세계 최초 "파괴된 췌장베타세포재생" 원천기술, 전 세계 20개국 D&D 특허출원 완료
'18	8	국회정책세미나 국회의원회관 '식용곤충 의료분야 활용과 상용화방안' 주제발표
'18	5	무상증자(자본금 1,484,000,000원, 액면가 5,000원, 1주당 100,000원)
'18	3	벤처기업확인서(기술보증기금-기술평가보증기업, 제 20180102577호)
'18	3	유상증자(자본금 742,000,000원, 액면가 5,000원, 1주당 100,000원)
'17	4	유상증자(자본금 7억으로 증가, 액면가 5,000원, 발행주식: 140,000주)
'16	7	(주)239바이오 설립(자본금: 3억, 액면가 5,000원, 발행주식: 60,000주)

이삼구 박사 프로필

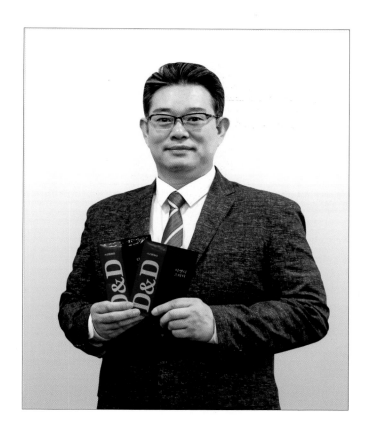

현: 주식회사239바이오 대표이사
전: UN FAO(유엔식량농업기구)의 대한민국 Stakeholder
전: UN ISO(국제표준화기구) TC23 대한민국 대표
전: 전북대학교 연구교수

도서출판 행복에너지의 책을 읽고 후기글을 네이버 및 다음 블로그, 전국 유명 도서 서평란(교보문고, yes24, 인터파크, 알라딘 등)에 게재 후 내용을 도서출판 행복에너지 홈페이지 자유게 시판에 올려 주시면 게재해 주신 분들께 행복에너지 신간 도 서를 보내드립니다.

www.happybook.or.kr

(도서출판 행복에너지 홈페이지 게시판 공지 참조)

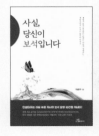

사실, 당신이 보석입니다

이승규 지음 | 값 15,000원

『사실, 당신이 보석입니다』는 자신의 운명에 굴하지 않고 칠전팔기의 노력 끝에 꿈을 달성한 저자의 경험이 고스란히 녹아있는 책이다. 살다보면 내가 원하지 않았던 일이 오히려 나의 꿈을 키워줄 수도 있다는 사실을 굳게 믿은 저자는 졸업 후 스펙 부족의 좌절을 뚫고 영어라는 열쇠에 매달려 호텔과 면세점을 거쳐 국제보석감정사로 우뚝 서게 된다. 어려운 시대, 젊은이들이 다시금 꿈과 희망을 가지는 데에 큰 도움이 될 수 있을 것이다.

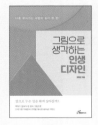

그림으로 생각하는 인생 디자인

김현곤 지음 | 값 13,000원

이 책은 급격한 사회변화 속 어려움에 놓인 모든 세대들에게 현재 국회미래연구원장으로 활동 중인 미래전략 전문가, 김현곤 박사가 제시하는 손바닥 안의 미래 전략 가이드북이다. 같은 분야의 다른 책들과 다르게 간단하고 명쾌한 그림과 짤막한 문장만으로 이루어진 것이 특징이며 독자들은 단순해 보이는 내용을 통해 미래에 대한 불안과 혼란에서 벗어나는 것뿐만 아니라 행복한 미래를 설계하는 통찰을 얻을 수 있을 것이다.

'행복에너지'의 해피 대한민국 프로젝트!
〈모교 책 보내기 운동〉

대한민국의 뿌리, 대한민국의 미래 **청소년·청년**들에게 **책**을 보내주세요.

   많은 학교의 도서관이 가난해지고 있습니다. 그만큼 많은 학생들의 마음 또한 가난해지고 있습니다. 학교 도서관에는 색이 바래고 찢어진 책들이 나뒹굽니다. 더럽고 먼지만 앉은 책을 과연 누가 읽고 싶어 할까요?

   게임과 스마트폰에 중독된 초·중고생들. 입시의 문턱 앞에서 문제집에만 매달리는 고등학생들. 험난한 취업 준비에 책 읽을 시간조차 없는 대학생들. 아무런 꿈도 없이 정해진 길을 따라서만 가는 젊은이들이 과연 대한민국을 이끌 수 있을까요?

   한 권의 책은 한 사람의 인생을 바꾸는 힘을 가지고 있습니다. 한 사람의 인생이 바뀌면 한 나라의 국운이 바뀝니다. **저희 행복에너지에서는 베스트셀러와 각종 기관에서 우수도서로 선정된 도서를 중심으로 〈모교 책 보내기 운동〉을 펼치고 있습니다.** 대한민국의 미래, 젊은이들에게 좋은 책을 보내주십시오. 독자 여러분의 자랑스러운 모교에 보내진 한 권의 책은 더 크게 성장할 대한민국의 발판이 될 것입니다.

   도서출판 행복에너지를 성원해주시는 독자 여러분의 많은 관심과 참여 부탁드리겠습니다.

도서출판 **행복에너지** 임직원 일동
문의전화 0505-613-6133

하루 5분 나를 바꾸는 긍정훈련
행복에너지

'긍정훈련'당신의 삶을 행복으로 인도할 최고의, 최후의'멘토'

'행복에너지
권선복 대표이사'가 전하는
행복과 긍정의 에너지,
그 삶의 이야기!

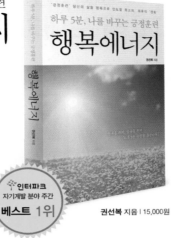

✿인터파크
자기계발 분야 주간
베스트 1위

권선복 지음 | 15,000원

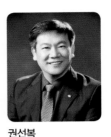

권선복

도서출판 행복에너지 대표
지에스데이타(주) 대표이사
대통령직속 지역발전위원회
문화복지 전문위원
새마을문고 서울시 강서구 회장
전) 팔팔컴퓨터 전산학원장
전) 강서구의회(도시건설위원장)
아주대학교 공공정책대학원 졸업
충남 논산 출생

책『하루 5분, 나를 바꾸는 긍정훈련 - 행복에너지』는 '긍정훈련' 과정을 통해 삶을 업그레이드하고 행복을 찾아 나설 것을 독자에게 독려한다.

긍정훈련 과정은 [예행연습] [워밍업] [실전] [강화] [숨고르기] [마무리] 등 총 6단계로 나뉘어 각 단계별 사례를 바탕으로 독자 스스로가 느끼고 배운 것을 직접 실천할 수 있게 하는 데 그 목적을 두고 있다.

그동안 우리가 숱하게 '긍정하는 방법'에 대해 배워왔으면서도 정작 삶에 적용시키지 못했던 것은, 머리로만 이해하고 실천으로는 옮기지 않았기 때문이다. 이제 삶을 행복하고 아름답게 가꿀 긍정과의 여정, 그 시작을 책과 함께해 보자.

『하루 5분, 나를 바꾸는 긍정훈련 - 행복에너지』